NOTICE

STATISTIQUE

SUR

LE RÉGIME HYGIÉNIQUE

DES HABITANS DES VOSGES,

Par J.-B. Demangeon,

DOCTEUR EN PHILOSOPHIE ET EN MÉDECINE, MEMBRE DE L'ACADÉMIE ROYALE DE MÉDECINE DE PARIS, DE L'INSTITUT HISTORIQUE DE LA MÊME VILLE ET DE PLUSIEURS AUTRES SOCIÉTÉS SAVANTES.

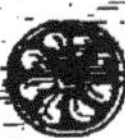

MIRECOURT,

IMPRIMERIE ET LITHOGRAPHIE DE HUMBERT.

1837.

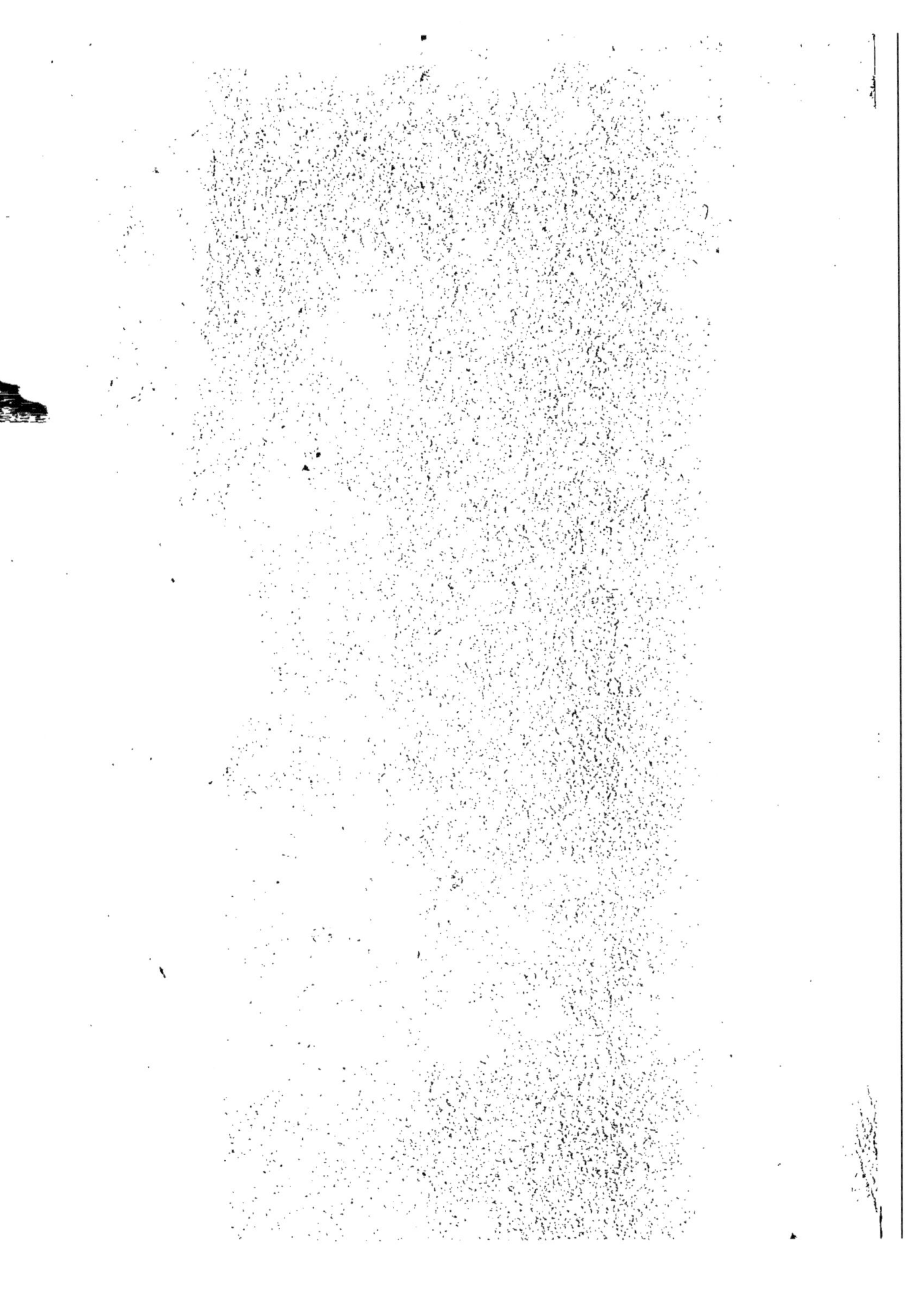

NOTICE

STATISTIQUE

SUR LE RÉGIME HYGIÉNIQUE

DES HABITANS DES VOSGES.

NOTICE

STATISTIQUE

SUR

LE RÉGIME HYGIÉNIQUE

DES HABITANS DES VOSGES,

Par J.-B. Demangeon,

DOCTEUR EN PHILOSOPHIE ET EN MÉDECINE, MEMBRE DE L'ACADÉMIE ROYALE DE MÉDECINE DE PARIS, DE L'INSTITUT HISTORIQUE DE LA MÊME VILLE ET DE PLUSIEURS AUTRES SOCIÉTÉS SAVANTES.

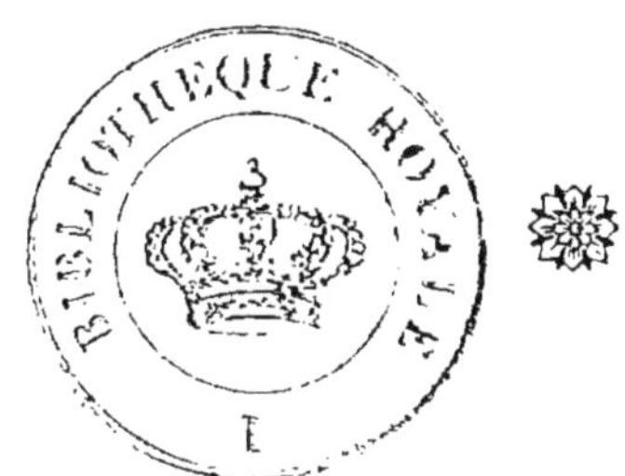

MIRECOURT,

IMPRIMERIE ET LITHOGRAPHIE DE HUMBERT.

1837.

NOTICE STATISTIQUE

SUR

Le Régime Hygiénique

DES HABITANS DES VOSGES.

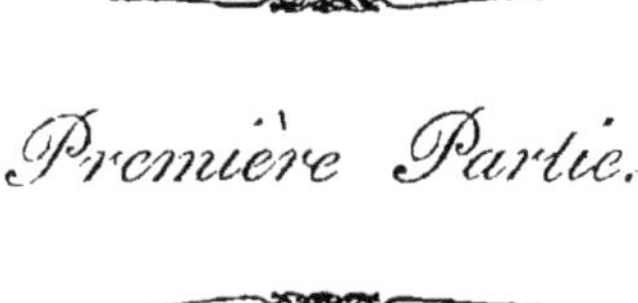

Première Partie.

Le régime hygiénique varie selon les âges, les occupations, les moyens pécuniaires, les saisons, les modes, la qualité et la quantité des productions alimentaires, la nature et les facilités du commerce, les habitudes et l'état de santé du corps.

Ce sont indubitablement les exigences particulières de ces diverses positions, acquises par les progrès de l'industrie et de la civilisation, qui, chez les peuples modernes, ont fait renoncer aux lois somptuaires et sanitaires dont Moïse chez les Hébreux, Lycurgue chez les Spartiates, Mahomet chez les Turcs, etc., ont donné l'exemple ; car les gouvernemens d'Europe ne protègent à présent la santé des populations, que par des quarantaines, par l'isolement ou la séquestration des maladies contagieuses, et par des encouragemens partiels pour la propagation de la vaccine comme préservative de la petite-vérole. L'on ne peut disconvenir que ces moyens prophylactiques ne soient très-utiles et même nécessaires, à raison de l'extension progressive des relations commerciales entre tous les peuples connus, et que leur négligence, fondée sur la croyance à la prédestination ou à la fatalité chez les Mahométans, n'ait eu des effets très-funestes, en favorisant chez eux les retours fréquens et les ravages de la peste.

Il paraît indispensable de s'entendre sur la signification de quelques termes de l'art, et sur les règles les plus générales du régime diététique, pour en déduire ensuite des considérations applicables à la manière de vivre des populations, vu qu'il s'agit ici de se faire comprendre par des personnes étrangères aux connaissances médicales.

Le régime, en latin *regimen* dérivé de *regere*, gouverner, indique la manière de se gouverner pour le choix et l'usage des choses propres à la conservation ou au rétablissement de la santé.

La diète, en latin *victus ratio* ou *diœta*, d'après le grec *diaita* dérivé de *diaitao*, je juge, indique l'emploi judicieux des moyens d'existence désignés par les anciens, sous la dénomination équivoque des *six choses non-naturelles*, qui sont l'air, le boire et le manger, l'inanition et la réplétion, l'exercice et le repos, le sommeil et la veille ainsi que les particularités accidentelles de l'esprit ou de l'ame *.

L'hygiène, mot dérivé du grec *hygieia*, santé, désigne cette partie de la médecine qui a pour objet la conservation de la santé, et on appelle *moyens hygiéniques* toutes les choses qui concourent à ce but d'une manière directe ou indirecte.

Ces trois termes dont la signification vient d'être indiquée, présentent relativement à leur objet, une synonymie qui les fait souvent employer dans le même sens. Ils comporteraient une infinité de détails qui ne peuvent entrer dans un résumé, tel que celui-ci où l'on se bornera à quelques considérations générales, propres à fournir des inductions pour chaque localité.

L'origine de l'hygiène, réduite en principes par

---

* Voici sur cet objet la version latine du livre de Galien, intitulé : ***De oculis*** : qui sanitatem restituere, debet investigare *septem res naturales* quæ sunt elementa, complexiones, humores, membra, virtutes, spiritus et operationes ; et *res non-naturales* quæ sunt sex : aer, cibus et potus, inanitio et repletio, motus et quies, somnus et vigilia et accidentia animi ; et *res extra naturam* quæ sunt tres : morbus, causa morbi et accidentia morborum.

L'on voit par ce passage qu'il faut entendre par choses naturelles, celles qui sont innées ou de première formation ; par choses non-naturelles, celles d'accession qui doivent advenir plus tard (en latin *res adventitiæ*), pour entretenir la vie et la santé, et par choses hors de nature, celles qui sortent de la tendance efficiente ou créatrice de la nature.

l'observation médicale, ne remonte guère au-delà de l'âge d'Hippocrate, qui, le premier, en a rédigé les maximes dans les livres publiés sous son nom, dont quelques-uns sont attribués à son maître Hérodicus, ou à son gendre Polybe. Cependant l'expérience avait fait établir des règles d'hygiène avant son époque ; car, en parlant des Égyptiens, Hérodote raconte qu'ayant remarqué que la plupart des maladies viennent de l'abus des alimens, ils avaient soin, tous les mois, de consacrer trois jours de suite à se faire vomir et à se laver les intestins par des clystères, afin d'assurer leur santé. Cet usage des vomitifs et des purgatifs était connu sous le nom de *syrmaïsme*, mot dérivé du grec *syrmaia* qui est le nom du raifort, en latin *raphanus*, dont le suc exprimé des racines, donné seul à haute dose, ou mêlé à moindre dose avec de l'eau salée excite le vomissement, les selles et le cours des urines. Le même auteur remarque que les Égyptiens étaient les hommes les plus sains de l'Afrique ; mais c'est à la douceur et à l'égalité de la température de leur climat, qu'en homme judicieux il attribue cet avantage.

Il paraît, d'après plusieurs passages d'Hippocrate, que les Grecs usaient aussi de moyens doux, pour exciter le vomissement et la décharge de l'estomac dans l'état de plénitude, qui rend le vomissement moins difficile et moins fatiguant. Cet usage avait également passé chez les Romains, plutôt pour favoriser la gourmandise que pour conserver la santé.

L'on a donc reconnu, dès la plus haute antiquité, que l'abus des alimens était pernicieux, et qu'un régime hygiénique bien ordonné était le meilleur moyen de conserver et de rétablir la santé. Hippocrate en a donné la raison dans la première et la seconde section de ses aphorismes, où se trouvent les préceptes d'hygiène suivans, dont la justesse ne s'est jamais démentie :

« La santé la plus parfaite réunie à une plénitude extrême, est un état dangereux dans l'exercice des forces; ne pouvant rester au même degré ni faire d'autres progrès, elle ne peut que se détériorer. Il devient donc urgent de diminuer la plénitude, autrement la nutrition ne se fait plus. Toutefois une déplétion portée à l'extrême, et au-delà de ce que comporte la nature de celui qui en est l'objet, et une réfection de même nature sont également dangereuses. Un régime sévère et minutieux est toujours dangereux dans les maladies longues, il l'est aussi dans les maladies aiguës, quand il est contre-indiqué. L'abstinence absolue est sujette à de grands inconvéniens, mais l'excès contraire a aussi les siens. Une diète sévère nuit plus aux malades que la concession d'un peu d'aliment, excepté dans les maladies très-aiguës et dans les exaspérations. Cependant il faut faire attention que le régime suffise pour arriver à la solution de la maladie, afin que le malade ne succombe pas avant la crise par une diète mal ordonnée. Les habitudes, les saisons, les localités et les âges ont aussi leurs exigences qu'il faut prendre en considération, de même que l'acuïté ou la chronicité des affections. Dans les fièvres toute la diète doit consister en boissons. Les vieillards supportent le plus facilement les privations, ensuite les adultes, mais non les adolescens et encore moins les enfans, particulièrement ceux qui ont le plus de vivacité. Il faut moins d'alimens à ceux dont les forces se réparent vite, et il convient d'en retrancher à l'approche de l'entier rétablissement. Si les forces ne reviennent pas à celui qui mange en relevant de maladie, c'est un signe que l'alimentation est trop copieuse, et, s'il ne mange pas, cela indique le besoin d'évacuation. Toute purgation doit se faire selon la tendance de la nature, et, pour être utile, il faut qu'elle ne fatigue pas, comme cela arrive lorsqu'elle se fait à propos et par des moyens convenables. Les alimens et les boissons les plus agréables au goût méritent la préférence sur de meilleures moins agréables. La faim exclut le travail. Toute maladie de plénitude se guérit par déplétion, et c'est l'inverse dans le cas contraire. Plus on nourrit ceux qui ont besoin d'être purgés, plus on leur nuit. Plus la maladie est en concordance avec le tempérament, l'âge, la conformation de l'homme et la saison de l'année, moins elle est dangereuse. L'habitude laisse moins d'empire aux influences nuisibles, et rend les travaux plus faciles; il faut donc, pour supporter les vicissitudes, ne pas y rester entièrement étranger. Tout changement brusque de température et de régime, est dangereux. Tout excès qui dépasse les besoins de la nature, soit par privation ou par saturation, est nuisible; la bonté des choses ne se mesure point sur la quantité, mais sur leur utilité. »

Tous les principes généraux de l'hygiène se trouvent résumés dans ce peu d'aphorismes, et comme l'expérience de plus de deux mille ans en a sanctionné la sagesse, ils peuvent toujours servir de règles dans le choix d'un régime de vie, tant en santé qu'en maladie. Je les livre à la méditation et à l'expérience des observateurs judicieux, pour faire apprécier le régime diététique des habitans des Vosges, que je vais indiquer sommairement.

Il faut distinguer dans les Vosges la région des montagnes qui s'étend du midi à l'est, de celle de la plaine qui se prolonge de l'ouest au nord, et diviser les habitans de chacune en trois classes, composées de rentiers, de cultivateurs et de gens de métier travaillant à leurs pièces ou à l'entreprise. Les premiers, au nombre desquels il faut compter tous les gens riches et aisés, beaucoup de marchands, d'employés et de pensionnaires, vivent en général de pain de froment, de viande de boucherie, de poissons, de volailles, de gibier, d'œufs, de légumes, de lait, de fromage, des fruits du pays et de quelques denrées coloniales. Le déjeûner des enfans sevrés consiste ordinairement en lait, bouillies, soupes, potages, panades, œufs ou fruits avec du pain. Presque toutes les femmes et beaucoup d'hommes de cette classe prennent, vers 7 ou 8 heures du matin, une tasse de café au lait ou de chocolat, rarement du thé et du lait seul, parfois du beurre frais et des radis au printemps, pour attendre plus patiemment l'heure du dîner. Celui-ci a lieu de midi à une heure, pour le plus grand nombre, et se compose d'ordinaire d'une soupe ou d'un potage, de bœuf bouilli, d'un plat de légumes et d'un petit dessert en pommes de terre, fruits, pâtisserie ou fromage. L'après-dînée réunit dans les villes, un grand nombre d'hommes les plus désœuvrés, dans les cafés et les estaminets, où la demi-tasse de café, l'eau-de-vie, la liqueur ou le kirschwasser, la bière avec oú sans échaudés, la pipe de tabac, le billard, les journaux, la conversation sur les affaires du temps, par fois assaisonnée de la chronique scandaleuse du lieu, les marchés, etc., font attendre patiemment le souper qui a lieu vers 7 ou 8 heures du soir, dans les longs jours, et un peu plus tôt en hiver. Il se compose d'un plat de légumes, d'un rôti ou d'un autre plat de viande, d'une salade et d'un dessert où la pomme de terre cuite sous la cendre ou à l'étouffée, remplace ou accompagne le fromage, de même qu'à dîner, pour aider à boire le dernier verre de vin que le fruit ne rappelle pas. On arrose le dîner et le souper avec le vin du pays dans la plaine, et en partie avec le vin d'Alsace et de Comté dans les régions de la montagne limitrophe de ces deux contrées. L'usage général chez les adultes est de boire sec, mais avec assez de modération en famille, pour que la demi-bouteille suffise ordinairement aux hommes, la moitié aux femmes et beaucoup moins aux enfans avec la moitié ou le double d'eau.

Voilà le régime d'habitude. Mais il n'est pas rare qu'il soit renforcé à déjeûner par les œufs frais, la galette ou la quiche arrosée de vin blanc, en guise d'huîtres qu'on ne connaît guère dans le pays, de cotelettes ou de beefsteack qui n'y sont pas en vogue; à dîner et à souper, par des accessoires d'œufs sous des aspects variés, de viandes de boucheries grillées, rôties, en ragoûts ou rogatons, de volailles, de gibier à poil et à plumes, surtout en automne, de porc frais en hiver, de grenouilles en carême, de poissons au lieu de viande, surtout les jours maigres, et de pâtisserie. Quand les renforts du régime ordinaire ont lieu, pour fêter un ami ou une société invitée, il y a presque toujours prodigalité, et alors les vins étrangers, principalement ceux de Comté, de Bourgogne, de Bordeaux, de Champagne, succèdent aussi à discrétion pour le dessert à ceux du pays qui sont légers, et n'ont de vinosité et de chaleur que dans les bonnes années, à-peu-près tous les trois ou quatre ans, rarement deux années de suite. Les années chaudes et favorables donnent ordinairement la quantité avec la qualité, et alors les vins sont gardés de six à dix ans et même plus, pour la table des riches qui n'en boivent que modérément en famille. Ils nuiraient aux classes moins aisées qui s'échauffent et se rendent malades en en buvant avec excès, et auxquelles il ne faut pour les stimuler et soutenir leurs forces, dans les travaux, que des vins légers et acidules qui ne se gardent guère que deux ou trois ans, et dont la majeure partie se consomme dès la première année, à la table des domestiques et des ouvriers. Quand les renforts de bonne chère ne se font qu'en famille, par surabondance de provisions, ou à l'occasion d'une fête ou d'un évènement heureux, il n'y a que du confortable non réprouvé par l'hygiène qui, pour remonter les ressorts relâchés de la nature, permet de sortir de temps en temps des ornières de l'habitude, par de petits écarts, d'autant plus que la diversité des occupations, de la température et des saisons, fait varier l'appétit et les besoins, et que d'ailleurs, une légère débauche ramène à la sobriété, en prouvant son utilité pour le bien-être et la santé. Pour cette classe le régime de la plaine et de la montagne se ressemble.

Tel est dans les Vosges le régime des heureux du siècle, dont la partie désœuvrée est seule en permanence dans les carrefours, les places publiques et les cafés, où ne paraissent que passagèrement ceux qui s'occupent d'horticulture, de commerce, de l'exploitation des bois, de la direction de leurs ouvriers pour faire valoir leurs propriétés, des irrigations, de la rentrée des récoltes, de la chasse, de la pêche, ainsi que des charges et des emplois qui demandent leurs soins. La plupart des femmes de cette classe dirigent elles-mêmes leurs servantes, en partageant leurs travaux dans l'économie domestique, et souvent aussi ceux de leurs maris. Plusieurs ont la mauvaise habitude de ne point faire partager à leurs filles les occupations domestiques, dont l'ignorance leur coûte cher et les jette dans l'ennui, quand elles sont mariées, si elle ne devient même une cause de discorde, et d'éloignement entre les époux dans la suite. Les domestiques servent à table et ne mangent pas avec les maîtres, mais ils participent à leur régime, dont il leur revient au moins deux plats avec la soupe ou le potage et un ou deux verres de vin.

La seconde classe des habitans, qu'on peut appeler la première, pour l'utilité, est celle des cultivateurs, dont la plupart, surtout parmi les fermiers et les petits propriétaires, font manger leurs domestiques et leurs ouvriers avec eux par une coutume louable, parce que l'ouvrier, se voyant assimilé aux maîtres pour le régime comme pour les travaux, est moins porté à la plainte et à l'envie, outre qu'il travaille mieux et plus, à l'exemple des maîtres qui sont souvent obligés de se livrer à des fatigues extraordinaires : il en résulte aussi économie, en épargnant l'embarras et le soin de faire des rations qui, pour prévenir les reproches d'insuffisance qui décourage dans le travail, devraient toujours être surabondantes, afin de satisfaire aux besoins plus ou moins grands, selon la fatigue et l'ardeur de l'ouvrier à la besogne. Chez les grands propriétaires qui exploitent par eux-mêmes et font manger leurs ouvriers à part, la dépense est naturellement plus forte, pour que le régime ne soit pas moins confortable que celui des meilleurs fermiers.

Il y a, chez les cultivateurs, régime d'été et régime d'hiver. A la fenaison et à la moisson, les hommes occupés aux plus forts travaux, prennent un petit verre d'eau-de-vie et une croûte de pain pour se rendre aux champs dès la pointe du jour ; entre sept et huit heures, on leur porte la soupe au lait ou aux herbes et une omelette ou l'équivalent ; à midi, la soupe grasse avec le lard dont la cuisson a fait le bouillon ; à quatre heures le fromage, parfois le beurre frais, du lait ou des fruits secs, cuits à l'eau qui devenue douce-aigrelette, sert, avec ou sans addition d'un peu de vin, après que le fruit est mangé, à détremper le pain et à désaltèrer les ouvriers aussi bien que le lait ; et à 9 heures dans les plus longs jours, leur souper se compose encore d'une soupe grasse avec lard, ou d'une soupe maigre avec du laitage, du faux-ris ou des œufs, du fromage à la crême ou une salade : à chaque repas, durant les plus gros travaux, on donne d'ordinaire un litre de vin pour trois hommes ou une bouteille plus petite, souvent moins pour les femmes et les jeunes ouvriers, tels que les jeunes pâtres chargés non-seulement de faire paître les animaux, mais aussi de conduire les attelages et d'aider à tous les ouvrages selon leurs forces. De dix à onze heures le sommeil qui ne se fait pas attendre, tient tout le monde dans une paix profonde, jusqu'à deux ou trois heures du matin, où l'on s'apprête à retourner à l'ouvrage. Il arrive parfois que ceux que la fatigue et le sommeil accablent, prennent, couchés par terre, une demi-heure de sommeil à midi, sur le temps de leur dîner, pour lequel ils ont une heure; mais malheureusement, si cela se fait à l'ombre ou sur un terrain frais et humide, quand ils ont bien chauds ou sont tout en sueur, il en résulte des courbatures, que le rétablissement immédiat de la transpiration par le retour au travail, dissipe souvent; et parfois des fluxions inflammatoires d'entrailles ou de poitrine, qui ne se dissipent pas aussi facilement, et demandent le repos et la saignée, avec un régime tenu et tempérant. En été, les mêmes travaux dans la plaine et la montagne s'accompagnent à-peu-près du même régime, si ce n'est que les montagnards font un plus grand usage du lait et de ses produits.

En hiver, le petit verre d'eau-de-vie avec la croûte de pain chez les batteurs en grange, pour commencer l'ouvrage, vers une ou deux heures du matin; à sept ou huit heures, les pommes de terre avec une soupe ou du fromage et du vin; à midi, le même dîner, et à cinq ou six heures au plus tard, le même souper qu'en été avec suppression du goûter. Dans la plaine, on a le pain bis de froment à discrétion. Dans la montagne, le lait et le pain de sègle ou d'orge remplacent fréquemment le vin et le pain de froment, et souvent même les pommes de terre avec le lait tiennent lieu de pain et de vin.

En automne et en hiver où les chaleurs n'exposent

plus les viandes fraîches à se corrompre aussi promptement qu'en été, le bœuf, la vache, le veau, le mouton et surtout le porc frais remplacent souvent les viandes fumées dans la plaine, et plus encore dans la montagne où le bétail plus commun fait que la viande de boucherie est moins chère que dans la plaine, parce que les montagnes non arables donnent une pâture plus facile et plus abondante.

L'on nourrit entr'autres moins de bêtes à laine dans la plaine, depuis que les prairies artificielles et les cultures de mars éparses dans les guérets et les jachères, rendent la dépaissance des troupeaux plus difficile avant l'époque des moissons. Les propriétaires remédieraient, jusqu'à un certain point, à cette difficulté, s'ils s'entendaient entr'eux dans chaque commune, pour des réunions où elles sont praticables, c'est-à-dire pour réunir leurs semis de mars dans un seul canton, et leurs jachères dans un autre, où les mêmes semis ne seraient tolérés que moyennant clôture, dans le cas où un tiers au moins des terres ou propriétés n'y seraient pas consacrés. Un autre genre de réunion serait celui des terrains dans les communes où leur qualité cantonnale n'est pas trop dissemblable. Celles-ci consisteraient à s'entendre pour que chaque propriétaire possédât toutes ses terres réunies en une seule pièce, pour chaque canton ou assolement, aboutissant autant que possible sur un chemin d'exploitation ou autre. Alors il l'exploiterait à son gré et sans clôture, en cultivant le tout, ou en mettant une partie en repos et en pâture, à charge par lui, de répondre, dans ce dernier cas, des dommages causés aux voisins. Cela obvierait à bien des procès pour l'empiètement, pour dommage de pâture ou de passages d'une pièce à l'autre, et chaque propriétaire conserverait l'engrais provenant de ses bêtes, soit qu'il les fit paître ou qu'il les laissât à l'écurie, pour les préserver des mouches et de la fatigue qui résulte de la recherche d'une vaine pâture en commun, toujours trop insuffisante pour qu'on en puisse tirer une utilité réelle. Plusieurs propriétaires auraient aussi par là plus de facilité de s'entendre entr'eux, ayant moins de voisins, pour conserver une certaine étendue de terrains à des cultures de produits mûrs en même temps, ou à une dépaissance plus économique sous un berger ou un pâtre commun.

Il ne faut cependant pas se tromper sur l'utilité des pâturages dont les produits ne peuvent jamais équivaloir à ceux de la culture où elle est praticable. C'est donc à améliorer celle-ci que doit tendre l'industrie agricole encore très-arriérée en France, comparativement à d'autres pays, et particulièrement à l'Angleterre qui, proportionnellement à son étendue, produit treize fois plus de chevaux, près de cinq fois plus de bœufs et six fois plus de moutons que la France. M. Charles Dupin estime que la production agricole de la France sur une surface de 53 millions et demi d'hectares s'élève à 4 milliards 500 millions de fr., tandis qu'avec beaucoup moins de travailleurs, celle de l'Angleterre sur une surface de 13 millions d'hectares s'élève à six milliards. (*Voir le Moniteur de la propriété et de l'agriculture de juin 1837 , pag. 173 et suiv.*)

On ne peut nier que le morcellement des terres qui fournit d'utiles ressources aux pauvres et améliore la culture par l'émulation des plus industrieux , n'ait aussi des inconvénients auxquels pareraient les réunions, car le labour d'un petit champ après que ses voisins sont ensemencés, cause un grand dommage non seulement à ceux-ci par le piétinage de l'attelage et du conducteur , surtout par les temps de pluie , mais aussi à toutes les terres du canton que le train traverse, et si la semaille en est très-retardée ou diffère des autres, il peut se faire que le produit du petit champ n'égale pas le dommage que son exploitation aura causé. Les préjudices provenant des nombreux retards et des disparates de cette nature, sont incalculables pour une commune , dont les propriétaires ont encore à supporter les pertes que leur causent les sentiers arbitraires, à travers leurs récoltes avant et durant les moissons, et qu'ils tolèrent à défaut de chemins et de sentiers communs.

Autrefois un grand nombre de cultivateurs et de nourrisseurs de bêtes mangeaient l'oie rôtie, le jour de la St-Martin ; mais depuis la vente et le partage des terrains communaux, si l'on a élevé et mangé beaucoup moins d'oies par la privation de leurs pâturages, on a récolté, en général, des céréales et des légumes d'une valeur beaucoup plus grande. Malheureusement l'imprévoyance n'a pas fait d'exception pour une grande partie de pâtis étendus sur les rives de la Moselle, où paissaient les oies et les moutons, et leur utilité a disparu par suite de fréquens débordemens et des divagations de cette rivière qui, sans lit fixe, n'a pas tardé à entraîner, dans son cours torrentueux, les gazons soulevés avec la terre végétale par la culture, qui aurait dû être interdite dans les plages sujettes aux inondations, lesquelles, en coulant autrefois sur le gazon, ne mettaient pas la grève à nu, comme elle l'est à présent.

Un moyen de décupler en peu d'années la valeur des grèves actuelles de la Moselle, serait d'y faire des plantations d'arbres qui y réussissent et y croissent avec rapidité, et favorisent puissamment la reproduction de la terre végétale et du gazon, en retenant le limon et la vase des eaux sur les feuilles, et en diminuant progressivement leurs envahissemens ultérieurs sur les terres voisines. Ces plantations dont il a été fait des essais très-heureux surtout en aulnes et en bouleaux dans quelques communes, entr'autres dans celle qu'habite l'auteur de cette notice, lorsqu'il en était maire, ont déjà couvert une partie de la dépense, dès la quatrième et la cinquième année, par l'élagage des branches basses et traînantes, et plus que doublé la crue du foin, qui malheureusement est souvent un appât pour les paysans qui, étant la plupart dépourvus d'idées d'avenir pour le bien commun, y conduisent paître leurs bestiaux en cachette durant la nuit et même de jour, où les gardes-champêtres ferment souvent les yeux, tant pour ne pas se faire d'ennemis, que pour en profiter eux-mêmes.

Léopold, duc de Lorraine, et le roi Stanislas avaient beaucoup encouragé, dans leurs états, les plantations d'arbres à fruits choisis dans les jardins et à fruits à cidre, dans les champs et sur le bord des chemins; ce qui faisait l'ornement des campagnes, donnait une boisson moins échauffante, moins enivrante, et par cela même plus salubre que le vin, pour les cultivateurs et leurs ouvriers qui sont plus sujets aux affections inflammatoires, dans les années où le raisin donne de meilleurs vins, que dans les années où il n'en donne que de faibles ou d'acides, parce qu'ils ont l'habitude de le boire en même quantité, au-delà des besoins et sans eau pour ne pas gâter, disent-ils, ce que Dieu a fait. Ces arbres fournissaient en même temps un ombrage ou un couvert utile contre les ardeurs du soleil et les ondées, sans danger, pourvu que pendant les orages, on évitât les arbres les plus hauts et que l'on ne s'approchât pas trop de la tige, car c'étaient aussi des paratonnerres naturels, qui, en soutirant le fluide électrique, diminuaient la violence des orages, et détournaient, en certains lieux, la foudre des constructions les plus élevées. Ils pourraient aussi servir à établir des paragrêles, ou des tiges de fer surmontées de plusieurs pointes débordant au-dessus des arbres les plus élevés, dont l'approche serait défendue en bas par une petite enceinte circulaire, et, pour plus de sûreté, on pourrait aussi entourer ces paragrêles par des tresses de paille. Les troupeaux qui se reposaient aussi à l'ombre de ces arbres, au milieu du jour, laissaient, dans la projection de leur ombrage, un engrais profitable à l'agriculture, et rentraient le soir beaucoup moins fatigués.

Le produit de ces arbres se vendait, chaque automne, à l'enchère au profit des communes, et leur fournissait une partie des fonds dont elles avaient besoin pour couvrir leurs dépenses. Les adjudicataires en faisaient du cidre et du poiré qui, remplaçant le vin dans un grand nombre de localités, avait probablement empêché la vigne d'envahir des terrains qui donnaient des récoltes plus sûres et plus avantageuses par une culture différente. Ces arbres ont disparu peu à peu dans le dernier quart du XVIIIe siècle, et plus rapidement encore à l'époque de la révolution, où de fausses alarmes et le défaut d'une bonne police rurale favorisaient les dévastations des campagnes et des forêts. Aujourd'hui l'organisation des gardes-champêtres et des gardes-forestiers, est si vicieuse, que les plantations, ne fussent que des peupliers et des saules, sont impossibles aux particuliers, sans clôture ; et il en résulte un grand préjudice pour le chauffage et les autres besoins des riverains des chemins, des ruisseaux et des bas-fonds dont le prompt dessèchement que ralentiraient les arbres, devient très-souvent, en été, par les exhalaisons qui s'en échappent, une cause de fièvres intermittentes dites fièvres des marais.

On parerait à ces inconvéniens et à beaucoup d'autres par un bon code rural qui, toutefois, ne serait réellement utile, qu'en avisant aux moyens de le faire exécuter par les autorités locales, dont la négligence, la partialité ou l'incapacité bien reconnues de tout temps, a fait assimiler les communes aux mineurs, pour la conservation de leurs droits, dont la perte ou l'aliénation est, malgré cela, trop souvent irréparable.

En convenant que l'agriculture a gagné beaucoup depuis la révolution, par la division des terres, entre les mains de ceux qui les cultivent, on ne peut disconvenir qu'elle réclame encore bien des améliorations et des réparations, pour rentrer dans les produits accessoires d'autrefois, et pour des assolements plus judicieux. Des plantations de noyers, d'arbres à bons fruits ou de sauvageons, propres à faire du cidre, préférablement à des arbres stériles, en alignement de chaque côté des routes, comme cela s'est fait sur quelques routes d'Alsace, de Champagne et ailleurs, sont d'autant plus désirables dans les Vosges, que leur produit vendu à l'enchère au profit des communes passibles de ces plantations, leur fournirait une partie des ressources dont elles manquent pour leurs besoins, en même temps qu'il profiterait aussi aux adjudicataires, et que, par-là, on préviendrait les malheurs qui arrivent tous les ans, entr'autres sur la route de Nancy à Épinal, dont les conducteurs de diligences et les voyageurs perdent le tracé et la direction, en se précipitant dans les berges, la nuit et même le jour, faute d'une plantation convenable, durant les neiges et les inondations de la Moselle, produites par ses débordemens dont les eaux couvrent cette route et ses approches de plusieurs pieds de hauteur. Les arbres de ces plantations tempéreraient aussi l'extrême chaleur en été par leur ombrage et garantiraient par leur élévation les voitures des accidens de la foudre durant les orages. Mais pour intéresser à la conservation des plantations les propriétaires qui en souffriraient, il faudrait qu'il leur revînt un tiers ou la moitié du prix provenant de la vente des fruits, au prorata du dommage que chacun aurait éprouvé, d'après une estimation par experts. Cette indemnité leur ôterait la tentation de détruire en cachette, durant la nuit, les arbres qui leur porteraient préjudice, et c'est l'injustice de ne l'avoir pas accordée anciennement aux propriétaires lésés par l'ombrage et la cueillitte des fruits, qui a hâté la destruction des plantations déjà faites par la recommandation et les encouragemens des bons princes de Lorraine.

Il faut ranger dans la troisième classe des Vosgiens les ouvriers sédentaires, tels que cordonniers, tailleurs, fileurs, tisserands, menuisiers, charrons, forgerons, chanvriers, de même que ceux qui, travaillant à l'entreprise ou à forfait, sont exposés aux vicissitudes du dehors, tels que les bûcherons, les scieurs de long, les couvreurs, ceux qui façonnent le merrain, les échalas, les terrassiers, les vignerons, les jardiniers, les maçons, etc. Cette classe qui ne se met guère à l'ouvrage qu'au grand jour, mange entre sept et huit heures du matin des pommes de terre, une panade ou une soupe, un morceau de pain avec du fromage, un verre de vin ou du fruit, et fait usage à à dîner et à souper à-peu-près du même régime que les ouvriers des champs, avec cette différence qu'ils boivent plus ordinairement de l'eau que ces derniers pendant la semaine, sauf à se dédommager en s'enivrant le dimanche et les jours de fêtes; ce qui arrive non à tous, mais à beaucoup d'entr'eux et à plusieurs ouvriers des champs, maîtres et valets. Un grand nombre dépense volontiers ces jours-là les économies de toute la semaine, n'ayant point de lendemain ni de vues dans l'avenir. Les vignerons et quelques autres se régalent d'un morceau de pain et d'un petit verre d'eau-de-vie, ou mangent la soupe avant de se rendre à l'ouvrage, et, s'ils vont loin, ils emportent avec eux du pain et du fromage ou du lard cuit, qu'ils mangent, les uns avec du vin, les autres avec de l'eau pour la journée. Au lieu d'emporter du lard cuit, les bûcherons emportent au bois ce qu'ils appellent un *bacon*, c'est-à-dire un morceau de lard cru qu'ils font griller au bout d'un bâton au feu qu'ils entretiennent ordinairement dans les coupes de bois, et le mangent avec du pain pour leur dîner. Le lard grillé dont se régalent aussi à la maison beaucoup d'autres ouvriers et de cultivateurs, surtout le dimanche pour déjeûner, n'est désigné par eux que sous le nom de *bacon*, mot qui signifie *lard* chez les Anglais, auxquels il paraît qu'on a emprunté cet apprêt, de même que le *rost-beef* et le *beef-steack*. Le soir les personnes de cette classe mangent la soupe avec du lard, du jambon ou de la saucisse, du lait ou laitage, des œufs, des légumes, principalement de la salade en été ou du fruit de la saison.

Lors des vendanges les voituriers et les porteurs de *tendelins* qui sont des espèces de hottes en planches minces et légères ainsi appelés dans le pays, dînent avant le jour, c'est-à-dire qu'on leur donne comme à dîner la soupe, la viande, des légumes et du vin avant leur départ pour la vigne où ils sont rendus pour le lever du soleil et même avant; ils emportent avec eux le menu d'un déjeûner, c'est-à-dire du vin, du pain et du fromage pour la journée. Le soir on leur donne pour souper encore de la soupe, de la viande, des légumes souvent avec une salade, et le vin non plus que le pain ne leur sont épargnés à aucun repas. Le prix de la journée des porteurs est ordinairement comme celle des faucheurs en été, de 24 sous avec la nourriture. C'est le même prix qu'en hiver et au printemps sans la nourriture. Ceux qui nourrissent les vandangeuses, leur donnent aussi la soupe et la viande avec un ou deux verres de vin avant le jour et leur départ pour la vigne, ainsi qu'à souper. Mais, dans bien des endroits, les propriétaires préfèrent doubler le prix de leur journée, en le portant à 15 ou 18 sous au lieu de 8 à 10 sous, pour qu'elles se nourrisent elles-mêmes, et alors elles déjeûnent à leur manière avant de partir, les unes en mangeant une soupe, d'autres en prenant un petit verre d'eau-de-vie ou un verre de vin avec du pain; toutes emportent à la vigne du pain, du fromage ou de la viande fumée, et mangent du raisin à volonté : le propriétaire ferme même les yeux sur celui qu'elles empochent pour leurs enfans, quand elles en ont, et il en donne à ceux-ci, s'ils se présentent à la décharge des voitures; il fait d'ailleurs donner à chacune un verre de vin au déjeûner de la vigne qui sè fait vers midi. Les voituriers qui sont les cultivateurs du lieu ou des environs, sont toujours nourris par le propriétaire du raisin, et payés à raison de la charge et des voyages qu'ils font. Avec un attelage de quatre chevaux et deux grandes cuves en sapin sur un charriot, ils peuvent gagner 10 à 12 francs par jour; ils aident à briser et à décharger le raisin, paient aussi de leur personne à la vigne, accoutumés qu'ils sont à partager les travaux qu'ils commandent chez eux, et participent dans l'opportunité au dìner des personnes restées à la maison pour recevoir la vendange qui, dans les Vosges, se termine en deux ou trois jours et souvent en un seul jour pour les moyens propriétaires. Elle se fait d'ailleurs simultanément par tous les propriétaires du même canton ou de la même commune. Cependant un propriétaire peut différer ses vendanges, pour obtenir plus de maturité ou un temps plus favorable, en les faisant garder à ses frais. Une fois que le ban des vignes est arrêté, ce qui a lieu quand le raisin devient bon à manger, jusqu'à ce qu'il soit levé pour faire la vendange, personne, si ce ne sont les gardes que paient les propriétaires au prorata de leurs possessions, ne peut plus pénétrer dans les vignes sans un permis du maire, qu'il faut présenter aux gardes, excepté un seul jour de la semaine pour tous, qui est accordé aux propriétaires, pour en retirer les légumes et cueillir du raisin pour manger. Il n'y a que les vignes isolées et closes où le propriétaire et ses gens puissent se rendre à volonté en tout temps sans permis. On prévient ainsi le pillage et les dommages dont on aurait à souffrir de la part des passans et des voleurs de raisins, ainsi que du passage trop fréquent des voisins par le mauvais temps. Il n'y a que les arrondissemens de Mirecourt et de Neufchâteau qui fournissent du vin en abondance ; ceux de Saint-Dié et d'Épinal en produisent peu, et celui de Remiremont n'en produit point. Le superflu des deux premiers arrondissemens se consomme en majeure partie dans les trois derniers, en concurrence avec les vins de Toul, auxquels ils sont préférés comme leur étant supérieurs en vinosité.

Quant à la fabrication du vin, l'on peut consulter *l'œnologie statistique des Vosges*, publiée en 1834, par M. Bouvier, avec des détails sur tout ce qui concerne la vigne, ses espèces, sa culture et ses produits. Il suffira d'indiquer ici, pour les besoins de l'hygiène, les trois principales espèces de vin dont on use en santé. En arrivant de la vigne, le raisin est brisé et transporté dans des futailles ou grandes cuves rondes à hauts bords et en bois de chêne, appelées assez improprement *bouges* dans le pays, puisqu'elles ne bougent pas des vendangeoirs ou pressoirs, appelés aussi *bougeries*. En tirant le jour même de la vendange la première goutte du bouge, l'on a du vin blanc de première qualité, et en tirant le second jour, l'on obtient du vin gris qui, pétillant et doué d'une petite pointe agréable au goût, rappelle plus à boire que le blanc ou que le rouge ; ce qui a probablement donné lieu au mot *griser*, parce qu'on le boit avec moins de modération. Le vin que l'on obtient ensuite est d'un rouge plus ou moins foncé, selon le temps qu'il reste en contact dans le bouge avec les rafles et les enveloppes des raisins, avec lesquelles on le laisse en fermentation seulement 6 à 8 jours, si l'on veut du vin tendre pour le boire dans la première ou la seconde année, et 12 à 15 jours si l'on désire un vin de garde plus rouge et plus étoffé, c'est-à-dire plus riche en principes extractifs et astringens. Mais comme la fermentation soulève les marcs en forme de chapeau, si l'on n'y oppose des moyens de résistance, il faut, pour lui conserver toutes ses qualités et lui donner du corps, avoir soin de renfoncer le chapeau par des poids ou par la pression sans le briser, car les principes spiritueux s'échapperaient par les ouvertures qu'on y ferait, et, en le laissant trop long-temps soulevé au-dessus du vin, il contracterait des moisissures et se dessécherait en partie. Les deux premières espèces de vin étant fournies par le raisin le plus mûr, ont plus d'esprit et sont plus enivrantes que le rouge, tandis que celui-ci plus riche en principes extarctifs est plus tonique et supporte mieux l'eau. Aussi le vin rouge convient mieux pour l'usage ordinaire auquel il est employé, étant plus astringent que le blanc qui est plus apéritif, en poussant aux urines, et que le gris qui aussi spiritueux avec un accessoire de principe astringent est plus capiteux par cela même qu'il passe moins vite par les urines que le blanc. Un usage encore fréquent parmi les gens de la campagne, quoique dangereux et malpropre, c'est de faire briser le raisin avec les pieds des hommes que l'on fait entrer nus dans les cuves et les petits bouges, où l'asphyxie par le gaze acide carbonique en fait périr plusieurs; il arrive même que ceux qui se placent imprudemment dans l'atmosphère de ce gaz, tombent asphyxiés dans les bouges, et y périssent avec ceux qui viennent imprudemment à leur secours. Comme les paysans croient que le vin les fortifie en dehors comme en dedans du corps, ils aiment et semblent rechercher cette mauvaise pratique chez les propriétaires éclairés qui la repoussent.

Voilà ce qui concerne en général le régime diététique des Vosgiens, en tant qu'il est réglé sur la mesure des travaux, et composé d'alimens tirés des produits du pays et peu recherchés, dont quelques-uns pourraient incontestablement être de meilleure qualité, tel que le veau dont la viande serait plus substantielle et de meilleur goût, si, au lieu de le livrer à la boucherie peu de jours après sa naissance, comme le font beaucoup de nourrisseurs, croyant à tort compenser le moindre prix par le profit du lait, il était défendu d'en tuer qui eûssent moins d'un mois. Quant à la difficulté de l'exécution toujours objectée par l'indifférence et la paresse, elle est nulle, car il suffirait de connaître le poids moyen d'un veau d'un mois et d'exiger ce poids de tous les bouchers par un règle de salubrité ou de police, et si des veaux de petites races n'atteignaient pas le poids moyen au bout d'un mois, la nécessité de les nourrir plus long-temps, serait un encouragement ou un motif pour élever de plus belles races; ce qui tournerait à l'avantage du vendeur et du consommateur. Contrarier les mauvaises habitudes dans l'intérêt de ceux qui en sont esclaves et du bien public, n'est pas un mal, et c'est plutôt un devoir pour l'administration comme pour le médecin qui doivent empêcher, l'une ce qui nuit à ses administrés, et l'autre ce qui nuit à ses malades. Le beurre est souvent acre et de mauvais goût, parce qu'il n'est guère préparé que tous les huit jours et quelquefois tous les quinze jours, ce qui ne provient pas tant d'un défaut de suffisante quantité de lait, que d'une routine entretenue probablement un peu par la difficulté de vendre autrement que les jours de marché, dont il en faudrait deux par semaine, au lieu d'un seul établi par coutume dans nos petites villes, où l'on porterait aussi moins de fruits mal mûrs, si les gardes-champêtres, en surveillaient mieux sa conservation jusqu'à maturité, en faveur des propriétaires qui hâtent trop la cueillette par la crainte du pillage.

Des règlemens de salubrité seraient également nécessaires, pour faire disparaître dans les communes rurales, les immondices durant les chaleurs, entr'autres les fumiers et leurs égoûts qui, mêlés aux eaux ménagères et pluviales, restent en stagnation par le défaut d'écoulement, et sont même barrés pour les retenir au milieu des villages par les particuliers, afin d'en obtenir le dépôt comme engrais, et souvent les maires, loin de s'opposer à cela, en donnent l'exemple eux-mêmes, peu soucieux de leur mauvaise odeur et des maladies causées par leur évaporation et par celles de bas-fonds faciles à combler, mais qu'on laisse subsister par habitude et faute de discernement.

Malgré le peu de salubrité de plusieurs villages et l'absence des améliorations que réclament quelques alimens et leur apprêt, les Vosgiens sont d'une constitution robuste, laborieux, industrieux et propres aux fatigues de la guerre où ils se sont toujours distingués par leur courage. Ils sont d'une taille moyenne, bien proportionnés, ayant pour la plupart un mètre soixante et quelques centimètres. Dans les vignobles où les enfans sont employés de bonne heure à porter des échalas, des hottées de terre et de fumier, la taille est moins élevée et moins régulière que dans les endroits où la croissance n'est pas contrariée par le poids des fardeaux. Le plus d'aisance qu'ont éprouvé les pauvres et les ouvriers depuis la révolution aurait probablement produit des avantages plus marqués dans la taille et la constitution des individus, si leurs vêtemens n'étaient souvent étriqués par les tailleurs et les couturières, et, peut-être encore, si l'usage des bretelles et surtout des bretelles non élastiques ne contrariait pas le développement naturel dès la plus tendre enfance.

Il y a encore d'autres causes d'insalubrité que l'on ne connaît pas, et en voici une preuve. D'après l'état nominatif des jeunes hommes soumis à la conscription pour l'an XI et pour l'an XII (1803 et 1804), sur 36 conscrits appelés en même temps pour ces deux années comme contingent du canton d'Épinal, on en avait désigné 16 pour l'an XI et 20 pour l'an XII, avant la visite des infirmes et des petites tailles. A la visite pour laquelle je fus appelé, la jeunesse de l'an XII plus nombreuse que celle de l'an XI, n'offrit que 43 hommes propres au service militaire, tandis que celle de l'an XI moins nombreuse en offrit 53. Cela changea tellement les chances que l'an XI ne fournissait que 16 hommes sur 53 capacités, ce qui n'était pas encore un sur trois, tandis que l'an XII en fournissait 20 sur 43, ce qui faisait un sur deux à peu près. Pour égaliser les chances, il aurait donc fallu n'assigner la part de chaque année qu'après la visite. Dans un opuscule intitulé : *Des moyens de perfectionner la médecine*, etc., que je publiai en 1804, et dont je fis parvenir à Napoléon un exemplaire dont on ne lui parla peut-être pas, je notais cette anomalie que je n'ai pas eu occasion de constater de nouveau, m'étant établi à Paris vers cette époque, et dont il serait néanmoins important et curieux de connaître les causes qui ne paraissent pas provenir de la seule différence d'un an de plus ou de moins; pour s'en convaincre il suffirait de comparer les capacités relatives au nombre de chaque année. Y avait-il eu plus de naissances en même temps que plus de causes d'infirmités et moins de décès, pour la jeunesse de l'an XII que pour celle de l'an XI qui moins nombreuse était plus forte ? C'est-là un problème dont il faut demander la solution au temps et à l'observation ultérieure.

Le chauffage fait aussi partie de l'hygiène, car il est indispensable, pour la conservation de la santé non-seulement durant les froids rigoureux de l'hiver, mais aussi dans les autres saisons, pour rétablir la chaleur dissipée par les pluies, les vents, le travail dans les lieux humides, pour la conservation d'une chaleur douce et égale, chez les malades et les enfans, ainsi que pour mettre leurs vêtemens et leurs couches à la température naturelle de leur corps. Le bois ne manque pas dans les Vosges pour satisfaire à ces divers besoins, quoique les forges, les usines, le défrichement des forêts, leur mauvais emménagement par des coupes et des exploitations souvent retardées jusqu'en juin et même plus long-temps pour la vidange, et le défaut d'une surveillance vigilante et impartiale par les gardes-forestiers, aient considérablement fait renchérir le bois dont le prix a plus que doublé depuis 40 à 50 ans dans beaucoup de localités. Pour ménager des ressources aux usines et au chauffage usuel, il faudrait éclairer et stimuler le zèle de la plupart des maires des communes rurales et de plusieurs petites villes, pour hâter plus qu'il ne le font, l'exploitation et la vidange des coupes affouagères des bois communaux, où de grands vides et de grandes clairières, avec des brins chétifs et rabougris accusent leur négligence routinière et le trop d'indulgence des agens forestiers, pour certains oiseleurs qui, pour des tendues au milieu des forêts, les dévastent impitoyablement par des tranchées énormes et par des dégradations qui leur font sacrifier les brins de la plus belle venue pour des pipées.

L'on n'a pas encore remédié dans les Vosges, pour l'économie du combustible, aux mauvaises constructions et surtout aux vastes et larges cheminées qui servent non-seulement à chauffer, mais aussi à éclairer les cuisines dans les campagnes, ni au mauvais et routinier système des cheminées moins grandes qui, faute d'un tirage convenable, livrent aux appartemens une grande partie de la fumée et des vapeurs du foyer; ce qui oblige à ouvrir les portes et les croisées et fait consumer beaucoup de bois. Il paraît que le système des cheminées rondes ou ovales, adopté dans quelques nouvelles constructions, absorbe et pompe mieux la durant les chaleurs. Depuis que l'usage des pantalons s'est généralisé, un grand nombre de paysans ne portent ni bas ni chaussettes, en aucune saison, tant dans la plaine que dans la montagne, se garantissant suffisamment du froid des pieds en mettant du foin ou de la paille dans leurs sabots et en travaillant surtout à la grange. Les bas de fil ne sont guère portés qu'en été par les femmes qui vaquent aussi jambes nues aux travaux du dehors. Dans les villes la classe la plus riche étant bien chaussée, recevant et rendant des visites, va ordinairement tête nue dans l'intérieur des maisons, et portent au dehors le chapeau de feutre ou la casquette dont l'usage est aussi répandu, ainsi que le chapeau de paille chez les ouvriers et les campagnards qui, chez eux et parmi les champs gardent dans les temps froids le bonnet de laine, de coton ou de drap. Autrefois, les hommes faisaient fréquemment pour leurs voyages d'hiver, usage de dominos ou de capuchons dont l'ancien nom de *coqueluche* est devenu depuis celui de la maladie contre laquelle on s'en munissait même sans quitter sa demeure. L'usage s'en est conservé, chez les femmes de la campagne, pour leurs voyages d'hiver en allant au marché, et les hommes s'y rendent avec le bonnet ou le mouchoir sous le chapeau ou sous une casquette à bords rabattus. Les femmes opulentes suivent les caprices de la mode pour leurs vêtemens qu'il est inutile de désigner, puisqu'ils changent souvent de nom et de forme, quoiqu'on y reconnaisse toujours pour le dehors de la maison le bonnet de dentelles, la robe avec le châle, le chapeau de paille, le manteau ou le mantelet pour les temps froids, et les bas blancs, excepté durant le deuil; dans le négligé le soir et le matin en famille, le jupon, le fichu, la camisole et la cornette ou le foulard sur la tête. Les paysannes et les ouvrières, moins dominées par la mode, quittent rarement le jupon, le corset, le fichu et la cornette simple en été, et ouatée en hiver, et bien leur en arrive pour leur faciliter les travaux auxquels elles sont obligées de se livrer. Les vieilles préfèrent le casaquin ou la camisole au corset dans leurs loisirs. Leurs chaussures consistent, selon l'état de la fortune, de l'atmosphère et de la position sociale, en bas de soie, de coton, de fil ou de laine, et en souliers, pantoufles, sabots ou rien en été.

Plusieurs maladies proviennent moins du régime qui vient d'être décrit, que des infractions qui y sont faites, et ces mêmes infractions prédisposent aussi aux maladies contagieuses et épidémiques amenées par d'autres causes. Les enfans peu couverts et mal vêtus sont fréquemment affectés d'engorgement des glandes ou de gourmes, de coliques, de diarrhées, d'oreillons, d'engelures, de bouffissures, d'oèdimes, de dartres, d'échauboulures, de furoncles, de rougeole et d'autres maladies éruptives. Mal nourris, surtout quand on leur donne avant la dentition, des alimens qui doivent et ne peuvent être mâchés par eux, comme quand on les gorge de pommes de terre mal fumée et les vapeurs du foyer, que celui des anciennes qui fait aussi refluer la fumée par les tuyaux des poêles, si ces tuyaux ne débordent beaucoup le pan de la cheminée qu'ils traversent. Il est vrai que l'on a multiplié les poiles, les fourneaux et les calorifères à marmites qui servent à chauffer et à faire la cuisine, mais avec l'inconvénient d'exhalaisons désagréables et d'excès de chaleur, d'où peuvent résulter des étourdissemens, des maux de têtes, des rhumes, des catarrhes, des maux de gorge, des étouffemens, etc. Il convient d'ailleurs de n'employer que des tuyaux de faïence, de fonte ou de tôle, car dans les cheminées où l'on brûle de la houille, les pyrites ou les sulfures de fer qui s'y trouvent, forment des vapeurs de soufre et d'hydrogène sulfuré qui attaquent les tuyaux de cuivre, et il en résulte du sulfure de cuivre que le contact de l'air convertit en sulfate cuivreux, dont le mélange avec les alimens serait dangereux, y étant poussé par le vent ou autrement, comme l'ont prouvé des recherches faites à Roubais, par une commission de salubrité nommée par le préfet du Nord en 1836.

Dans la classe aisée les Vosgiens, sont vêtus de bon drap et de linge propre et assez fin ; mais dans les autres classes, surtout à la campagne, ils sont vêtus de drap grossier et ordinairement de bure qui est un tissu de moitié fil de laine pour la trame et moitié fil de chanvre ou de lin pour la chaîne. En été ils portent dans leurs travaux des vêtemens de toile de coton, de chanvre ou de lin qu'ils font fabriquer en grande partie avec le fil provenant du travail des femmes et des filles dans les veillées d'hiver, qui se prolongent d'habitude jusqu'à onze heures dans la nuit. Le linge qui en provient n'est pas fin, mais il est fort, d'un tissu très-serré et très-garni, et par conséquent plus chaud et plus durable qu'un tissu plus fin et plus léger. Les femmes partout plus recherchées et plus soignées dans leur mise que les hommes, portent généralement des vêtemens de toile de coton, ou d'indienne et de soie; les plus jeunes se font gloire de n'être pas très-vêtues, et laissent ordinairement aux plus âgées l'usage des étoffes de laine ou ne les portent que cachées sous d'autres vêtemens durant l'hiver. Les chemises sont généralement faites de toile de ménage pour hommes et pour femmes.

La chaussure d'hiver consiste pour les deux sexes, dans l'intérieur des villes et villages, en bas de laine ou de coton avec souliers et pantoufles pour les gens aisés et avec sabots pour les autres. Les hommes de la classe aisée portent aussi des bottes pour voyager. Dans la plaine, les bottes et les gros souliers ferrés remplacent ordinairement les sabots chez les paysans, pour vaquer aux affaires du dehors, ce qui est moins ordinaire dans les montagnes où les pauvres ne portent guère que des sabots avec et souvent sans bas ni chaussettes, même en hiver; ils vont fréquemment pieds nus en été, comme le font aussi dans la plaine la plupart des enfans, ainsi que les pâtres et quelques ouvriers grands traits quand on a chaud, de même qu'en se tenant à un courant d'air frais et agité, ou en se couchant et en s'endormant en contact avec des choses froides et humides. Les maladies inflammatoires et fluxionnaires sont plus communes au printemps; les affections du foie, de l'estomac et des autres viscères abdominaux plus fréquentes en été et en automne. Les fièvres, surtout les intermittentes, se déclarent dans le voisinage des marais et des eaux stagnantes au printemps, en été et en automne plus qu'en hiver où la vase et les matières putrescibles sont couvertes et neutralisées par les eaux. Je ne parle ici qu'en général, ne pouvant entrer dans l'énumération détaillée des maladies, de leurs causes et des moyens de guérison à leur opposer.

Dans les fêtes patronales qui arrivent principalement en automne, à la cessation des travaux les plus fatiguans et les plus urgens, les amis et les parens des communes circonvoisines s'offrent alternativement, à l'occasion de la fête du patron du lieu, des divertissemens et des repas où règne la profusion des viandes, des pâtisseries, des légumes, du vin, des fruits de la saison et des sucreries chez les plus riches; l'on se tient assez souvent à table, dans ces circonstances, pendant deux ou trois heures à boire, à manger et à causer tous les jours depuis le dimanche qui suit l'échéance de la fête jusqu'au mercredi, et, chez quelques-uns, jusqu'au dimanche suivant. Durant l'hiver les amis et les parens se régalent encore réciproquement, lorsqu'ils tuent des cochons dont la viande fraîche, apprêtée de diverses manières, fait le fond d'un dîner ou d'un souper très-prolongé, où se prodiguent encore les libations à Bacchus. On donne aussi des repas copieux à l'occasion d'un baptême, d'un mariage, de la fête nominale du maître ou de la maîtresse de la maison, voire même à l'occasion de l'inhumation et des funérailles d'un défunt pour les parens qui y assistent et dont les plus éloignés noyent parfois leur chagrin par l'ivresse. Le carnaval, pâques, la saint Martin sont encore des jours de débauches et de récréations bachiques.

Il arrive souvent que ceux qui se sont livrés avec trop peu de réserve et à des intervalles très-rapprochés à la jouissance de ces sortes de festins, éprouvent un malaise et un sentiment de plénitude avec anorexie, insomnie et lassitude; parfois accompagnés de douleurs d'entrailles et de poitrine, auxquelles la diète ténue et rafraîchissante ne remédie pas toujours sans le secours de la saignée et de la purgation. Les petites débauches des dimanches et fêtes, si séduisantes pour le menu peuple, ne produisent guère que des dérangemens qui se dissipent par le travail et la sobriété de la semaine. C'est une chose digne de remarque que les pratiques religieuses, dont l'objet est de moraliser les hommes, servent presque seules d'occasion et de prétexte pour toutes les débauches et les excès de table : les jubilations pieuses, bien mieux observées que les abstinences et les mortifications, ont puissamment cuites, de pain non rassis, de pâtisseries compactes et non cassantes, de bouillies épaisses, froides et réchauffées, d'œufs cuits durs, de panades, de soupes ou de potages trop épais et trop consistans, qu'on leur fait avaler sans mastication, surtout quand on les laisse trop long-temps sans manger, et en général d'alimens mal cuits et de fruits mal mûrs, acerbes ou cassans, de même que quand on ne les nourrit que de friandises et de sucreries propres à leur gâter le goût et à débiliter leur estomac qui alors rebute les alimens simples et substantiels, ces enfans sont sujets à avoir le ventre gros, les chairs molles, les os spongieux et faibles, puis à tomber dans le rachitisme, les engorgemens des viscères du ventre, les affections vermineuses, l'émaciation des membres et du visage, la courbure des os, la faiblesse des membres et une longue impotence ou difficulté de marcher, etc.; saturés de viande et de vin, sous le faux prétexte de les rendre forts, on les jette par ce régime échauffant, dans les maladies inflammatoires, les engorgemens du foie, les congestions cérébrales, et, quand ils n'en meurent pas, ils deviennent malingres; languissans et parfois hydropiques, en perdant l'appétit, après avoir joui auparavant d'un teint fleuri et d'une apparence de santé satisfaisante qui réjouissait leurs parens. On ne les sauve qu'en remédiant, comme l'indique Hippocrate, à leur trop de plénitude et de chaleur par un régime tempérant et atténuant, consistant principalement en fruits rouges, raisins, lait, légumes humectans et de facile digestion; mais il faut y arriver graduellement, car tout changement brusque est nuisible et dangereux; ou, si l'indication s'en présente, avoir recours à de légères purgations par la manne, l'huile de ricin, la magnésie, et quand il y a atonie, on peut rehausser le lait par un peu de café, ou employer la rhubarbe, l'eau ferrée, etc. Mais le café étant un excitant diffusible des systèmes nerveux et circulatoires, ne doit être donné qu'avec modération et seulement aux enfans pâles et languissans et nullement à ceux qui sont vifs, irritables ou nerveux. On peut opposer à la constipation, les bouillies de farine de seigle ou le pain de seigle en place de celui de froment. La magnésie convient dans les aigreurs avec coliques et dijections verdâtres. On donne utilement l'infusion de rhubarbe sucrée seule ou avec un peu de vin dans le carreau avec déjections pâles ou blanchâtres. La faiblesse avec pâleur donne une indication pour l'usage de l'eau ferrée.

Les mêmes influences détériorent aussi la santé des adultes, auxquels il survient principalement des inflammations, des douleurs de rhumatisme, des accès de goutte, des fièvres par la suppression brusque des sueurs occasionées par l'impression d'une température froide, par la cessation d'un travail fatiguant, sans reprendre les vêtemens qu'on avait quittés, ni changer le linge mouillé contre du sec, pour se mettre en repos, ou par l'usage d'une boisson froide bue à contribué à faire tomber les décades et décadis de la Révolution, en rattachant le peuple, de même que le chant et la magnificence du culte, qui ne sont guère surpassés qu'à l'Opéra, à la célébration du dimanche et des fêtes; et tout cela vaut bien les bacchanales et les jeux du paganisme, pour mettre le sacerdoce en faveur parmi le peuple, et faire tolérer bien des abus et des envahissemens recouverts du manteau de la religion, sans le secours de l'inquisition et des autres violences des temps passés que des sectes légitimistes et jésuitiques voudraient nous faire regretter. En général, l'homme astreint à un travail régulier qui remplit sa journée, a besoin de l'interrompre à des époques rapprochées, pour n'en pas perdre le goût et n'en être pas rebuté, et après le repos il y revient avec une nouvelle ardeur, comme l'écolier à ses études après un congé ou une vacance. Mais le repos qu'il faut à l'homme, ne peut consister dans une absence absolue d'action et de signe de vie; il se livre au jeu ou à la boisson par distraction, s'il n'en trouve une dans la lecture, dans de petits ouvrages de son choix et d'agrément, ou dans des récréations qui fassent diversion à ses idées de toute la semaine. Voilà pourquoi tous les désœuvrés des villes et villages, pour ne pas succomber à l'ennui d'un repos absolu, passent une grande partie de la journée dans les cafés, les tabagies, les cabarets, les maisons de jeu ou les spectacles, s'ils ne savent se créer des distractions par des occupations de choix et de fantaisie, qui ne fatiguent pas comme celles de devoir et de nécessité. Il est rare que les femmes se livrent au jeu et à la boisson, étant suffisamment distraites par une variété d'occupations domestiques, par la surveillance de leurs enfans ou par de petits ouvrages manuels qu'elles savent se créer et qui ne les fatiguent pas; tout cela contribue à la conservation de leur santé, car celles qui ne savent ou ne veulent rien faire, sont dévorées par l'ennui qui les rend vaporeuses et rembrunit leur imagination par des inquiétudes et des craintes chimériques, à moins qu'elles ne soient bercées d'illusions par quelque conteur de fleurettes, en faveur duquel leur toilette les occupe tout le jour.

A côté des inconvéniens de la réplétion ou des excès de table, se présentent ceux de l'exténuation par le jeûne et l'abstinence des alimens nécessaires pour réparer les pertes et apaiser les besoins de l'économie animale. Le carême, qui succède aux excès du carnaval, pourrait être considéré comme le correctif de ces derniers. La religion l'a probablement emprunté à la médecine ou aux traditions du régime hygiénique de Pythagore, qui produisit une réforme salutaire dans les mœurs de son temps, en prêchant et en observant la sobriété et la tempérance, dont l'utilité est surtout reconnue à l'époque du printemps, pour prévenir les maladies inflammatoires plus fréquentes à cette saison qu'aux autres. Mais imposer le jeûne et l'abstinence pendant quarante jours à ceux qui travaillent, ou seulement leur interdire la nourriture la moins chère, la plus facile à obtenir et à préparer en même temps qu'elle est la plus appropriée à leurs besoins et à leur usage, c'est semer des germes de maladies, en affaiblissant les constitutions, ou rendre le travail impossible, car il est incompatible avec la faim et l'épuisement, comme le prouve l'expérience.

Ce ne serait point faire non plus une bonne médecine, que de priver les malades de la nourriture que peuvent supporter les viscères de la digestion dans une longue maladie, au lieu de les choisir et de les varier de manière qu'ils puissent seconder par leur qualité l'effet des médicamens. Nous avons d'abord établi, d'après Hippocrate, qu'une diète sévère est plus dangereuse qu'une moins sévère, en exposant les malades à succomber d'inanition avant la solution ou la crise de la maladie; elle a d'ailleurs des suites plus difficiles à réparer, outre qu'elle ajoute à l'irritation causée par le besoin. Mais il faut moins d'étude et d'instruction pour interdire les alimens, que pour connaître et savoir choisir ceux qui peuvent être permis et tolérés, en consultant le goût des malades, auxquels une longue habitude de la diète ou d'une seule espèce d'aliment rend le retour à une nourriture variée et substantielle, pénible et difficile, tant l'habitude est impérieuse!

Si, dans l'exaspération et l'extrême acuïté des maladies, il convient de n'accorder que des boissons, il ne convient plus d'en continuer l'usage exclusif dans l'état chronique comme cela s'est fait trop souvent de nos jours, car c'est mettre obstacle au rétablissement de la santé, en tarissant les sources de la vie qui par-là s'use progressivement jusqu'au marasme ou s'éteint, faute de réaction sur les influences qui l'assiégent. En prenant, comme le dit Hipprocrate, le goût et les habitudes en considération, ce n'est pas pour y conformer aveuglément le régime, mais pour le prescrire avec un choix plus éclairé. Il est prouvé par l'expérience, que des alimens moins délicats, s'ils sont en concordance avec le goût et les habitudes de ceux qui en usent, leur réussissent mieux que de plus délicats privés du même avantage; ce qui a fait dire proverbialement qu'*il ne faut pas disputer des goûts.* Les personnes bien portantes, par exemple, les paysannes, accoutumées aux alimens simples et grossiers de la campagne qui leur plaisent, tombent malades sous l'influence d'un meilleur régime, auquel elles ne sont point habituées, quand elles entrent comme nourrices dans des maisons opulentes. Aussi est-ce rendre un mauvais service aux convalescens que de les astreindre trop exclusivement à un régime toujours composé des mêmes choses contre leur goût, car alors l'estomac dont la variété des mets réveille l'action, s'affaiblit par atonie faute de réagir sur un stimulus dont l'uniformité permanente ne réveille plus sa sensibilité, et l'habitude finit par lui rendre les autres alimens insupportables, en ce que, par une longue désuétude, ils le stimulent trop vivement et douloureusement ; de là l'éternité des convalescences telles qu'elles s'observent chez les personnes qui ont fait trop long-temps un usage exclusif des boissons chaudes et mucilagineuses , conjointement avec la diète lactée , dont la mode se perd peu à peu pour cette raison. En général, l'exagération dans un sens comme dan l'autre, en dépassant les limites du bien, décrédite la diète, qui, bien ordonnée, est un des meilleurs moyens de santé, suffit souvent seule à la guérison de plusieurs maladies, et seconde puissamment l'effet des médicamens dans celles où ils sont nécessaires.

Deuxième Partie.*

Si nous savons que Pythagore, né environ 590 ans avant Jésus-Christ, et 130 avant Hippocrate, eut une grande influence sur la réforme des mœurs de son temps, surtout en Italie où il établit une célèbre école à Crotone, nous ignorons l'ensemble ou le système de ses préceptes hygiéniques, car, quoiqu'il ait beaucoup écrit, il ne nous reste rien de lui, si ce n'est qu'on lui attribue un ouvrage grec sous le titre de *vers dorés*, commenté par Hiéroclès.

Galien adoptant la doctrine d'Hippocrate, commenta ses ouvrages et enrichit la médecine par ses propres travaux. Quoique l'on ne puisse approuver ses rêves et ses subtilités sur les qualités chaudes ou froides à divers degrés des substances alimentaires et médicamenteuses, il acquit néanmoins une si grande réputation dans la pratique de l'art de guérir, que la jalousie des médecins de Rome le força de quitter cette ville, où il s'était rendu après avoir passé, au retour de ses voyages, quatre ans à Pergame où il était né vers l'an 131 A. C. Rappelé ensuite près de l'empereur Marc-Aurèle, il le guérit ainsi que ses enfans de plusieurs maladies. Dans son traité *De la conser-*

* Cette deuxième partie et les préceptes généraux d'hygiène de la première ont été publiés dans les livraisons d'octobre et de novembre 1837 du journal de l'Institut historique de Paris.

vation de la santé, il blâme l'insouciance de ceux qui boivent et mangent indistinctement tout ce qui flatte leur palais, en se livrant sans réserve à tous les genres d'appétits qui les tourmentent; il veut que, consultant leur raison, ils observent, n'importe qu'ils connaissent la médecine ou non, quelles choses leur réussissent, quelles autres ne leur conviennent pas, et qu'alors, en hommes sages, ils s'arrêtent à ce qui est utile au maintien de leur santé, et qu'ils évitent tout ce que l'expérience leur aura démontré nuisible; il ajoute qu'en agissant ainsi, ils jouiront d'une meilleure santé et auront rarement besoin de médecin.

Porphyre, dans le troisième siècle de notre ère, voulut rétablir l'abstinence des Pythagoriciens et la pratique des vertus austères. Il établit son système sur ces deux propositions fondamentales : 1° que l'empire que l'on acquiert sur ses désirs et ses passions, contribue beaucoup à la conservation de la santé; 2° que le régime végétal consistant en alimens dont l'acquisition et la digestion sont faciles, est un moyen très-convenable pour parvenir à cet empire sur soi-même.

Les Romains, divisaient à-peu-près comme nous, leurs repas en plusieurs services (*primæ et secundæ mensæ*), dont le premier était composé de viandes et d'alimens très-substantiels, et le second de fruits et friandises; ce que blâme Celse, parce que ces derniers services à la fin du repas provoquent l'appétit au-delà du besoin et fatiguent les estomacs débiles, qui en éprouvent souvent des aigreurs, des pesanteurs, des renvois et la pyrose ou le fer chaud. Sous un autre rapport nous différons beaucoup des Romains dont le dîner (*prandium*) était si sobre et si léger, qu'il se faisait ordinairement sans se mettre à table, car Auguste, suivant Suétone, dînait dans sa litière avec un morceau de pain et du fruit ; et Sénèque raconte que son dîner, consistant en un morceau de pain, il n'avait pas besoin de se mettre à table ni de se laver les mains. Quoique tous n'observassent pas la même sobriété, on ne se couchait pas pour le dîner, parce qu'il n'était pas précédé comme le souper (*cœna*) par les bains. Celui-ci n'ayant lieu qu'après qu'on était débarrassé de ses affaires, et ordinairement à la suite des bains chez les riches qui se couchaient pour cela, était le repas principal, au lieu que chez nous le dîner est le repas le plus copieux, la médecine ayant fait un épouvantail de l'ancien souper qui cependant, par le retard progressif des dîners, n'en diffère guère que par le nom chez un grand nombre de personnes, et reprendra probablement bientôt chez tout le monde ses anciens droits qu'il n'a jamais perdus chez les habitans de la campagne ni chez plusieurs marchands des grandes villes, tels que les épiciers, les traiteurs et autres qui pour cela ne s'en portent pas plus mal. Beaucoup de propriétaires agissent de même, n'ayant pas contracté l'habitude de l'anticipation bureaucratique, pour se faciliter la fréquentation des spectacles et des soirées où l'ambition va simuler un obséquieux dévouement auprès de quelques protecteurs pour recruter des places, en digérant à sec ou à l'aide de l'eau sucrée ou du thé avant de se coucher, tandis que les soupeurs digèrent encore mieux dans leur lit à l'aide du sommeil qui est le meilleur des digestifs, selon cette sentence d'Hippocrate : *somnus labor visceribus*, dont Galien, Celse et les médecins les plus distingués de l'antiquité se sont rendus solidaires.

Les médecins grecs, romains et arabes qui se sont le plus illustrés depuis Hippocrate et Galien, ont suivi et commenté leurs écrits sur la diète, en la recommandant comme un des plus puissans moyens de conserver et de rétablir la santé. Plusieurs y joignirent la recommandation des exercices gymnastiques, décrits par Mercurialis, dont l'usage s'est perdu peu à peu avec la splendeur de l'empire romain, et a été remplacé de nos jours par des travaux plus multipliés, une plus grande industrie et des relations commerciales plus étendues. Varon (*De re rustica l. II. proem*) a remarqué que tant que les Romains se sont livrés à l'agriculture et ont trouvé dans des mœurs pures et les travaux de la campagne, la force et la vigueur d'ou résulte la santé, ils n'ont point connu la gymnastique qui n'est un besoin que pour l'oisiveté des villes. Plutarque qui, sans être médecin, a donné des préceptes de santé, estime que la lecture à haute voix était aussi un exercice salutaire, et il atteignit un grand âge.

Chez les anciens les bains et la natation succédaient aux exercices gymnastiques dans le même établissement, et les bains chauds alternaient fréquemment avec les bains froids ou les affusions froides. Plutarque regarde l'usage fort en vogue de son temps, de se jeter dans un bain froid après les exercices, plutôt comme une bravade de jeune homme, que comme une pratique salutaire, en ce qu'il nuit aux fonctions internes et supprime brusquement la transpiration, ajoutant que le bain chaud pardonne beaucoup plus de fautes et rachète ce qu'il ôte de ton et de vigueur au corps par ses effets favorables à la circulation et à la digestion. Cependant si le bain froid a des inconvéniens surtout pour les sujets sanguins, en refoulant le sang à l'intérieur, ou en l'accumulant au cerveau, dans la poitrine, etc., de même que pour ceux qui s'y jettent étant en sueur ou dans le travail de la digestion, il peut être utile pour rendre le corps moins impressionnable au froid et pour provoquer une réaction vitale dans l'atonie de la peau, pourvu toutefois qu'il ne soit pas trop long, ni pris trop près des repas, qu'on y plonge tout le corps, et que la natation ou le mouvement modèrent le refoulement du sang et de la chaleur à l'intérieur, et préviennent les congestions partielles. L'usage des bains froids devint très-commun chez les Romains depuis Auguste, auquel on dit qu'Antonius Musa, son médecin, sauva la vie par ce moyen.

Hippocrate et Galien parlent des précautions que

demandent les affusions d'eau froide au sortir du bain chaud, selon les différentes affections du corps. En se roulant dans la neige au sortir de leurs bains de vapeurs, les Russes donnent l'exemple du même contraste qui depuis deux ou trois ans est imité à Plombières dans l'administration des douches alternativement froides et chaudes, appelées *douches écossaises*, comme pour marquer leur origine, quoique ce soit toujours des affusions à l'antique. L'on peut combattre ainsi l'atonie de la peau, le trop d'impressionabilité des sujets nerveux, et ranimer l'action des systèmes de la circulation sanguine et lymphatique, pourvu que des vices organiques ne prédisposent pas à des congestions cérébrales et pulmonaires. Hippocrate indique les douches ou affusions d'eau froide pour atténuer, calmer et dissiper, en produisant un léger engourdissement, les tumeurs et les douleurs des articulations non ulcérées tant arthritiques que spasmodiques, de même que pour rétablir dans le tétanos la chaleur propre à le faire cesser, chez les adultes bien constitués et sans ulcérations, car la répercussion de celles-ci par le froid, est une cause de convulsions et de tétanos, aussi bien que la répercussion de la transpiration (*Aph.* 21 *et* 25. *Sect. V*).

L'hygiène des Grecs et des Romains était aussi fondée sur l'architecture et la position des camps et des villes, relativement auxquels Hipprocrate et Vitruve nous ont laissé des préceptes très-sages, en conseillant surtout de ne pas construire près des marais ni sous la direction des vents qui les traversent.

Il serait facile à la haute administration d'obtenir chez nous les renseignemens les plus précieux sur la salubrité relative de chaque commune, en faisant constater les décès de chacune à chaque époque de la vie par des relevés et la collation des registres de l'état civil. En obtenant par-là le chiffre des plus nombreuses longévités comparativement au nombre des décès de chaque localité, l'on arriverait à en saisir les élémens hygiéniques, ce qui ne me paraît pas avoir été fait convenablement dans aucun pays. On a bien annoté dans quelques-uns les plus longs termes de la vie humaine, mais sans indiquer, que je sache, leurs proportions relatives à toute la population, aux diverses professions, au genre de vie alimentaire, ni aux positions géographiques basses ou élevées, aquatiques, humides ou sèches, stériles ou fertiles.

On lit dans le supplément du *Constitutionnel* du 10 mars 1837 : « *Russie.* — Il résulte d'un relevé des décès de tous les âges parmi la population mâle professant la religion orthodoxe gréco-russe en Russie, répartis par périodes de cinq ans dans chaque diocèse, pendant l'année 1835, que sur les 718, 234 individus du sexe masculin, morts pendant cette année, il y a eu 416 centenaires. Les diocèses qui en ont compté le plus grand nombre sont ceux de Kischeneff qui en a eu 54, de Catharinoslaff 36, de Novogerod 31, de Tamboff et d'Orembourg chacun 24, de Simbirsk 22, de Saratoff et de Tomsk chacun 21, de Koursk 20. Celui de Moscou n'en a eu que 5 et celui de St.-Pétersbourg pas un seul. L'homme le plus âgé est mort dans le diocèse de Pskoff, il avait passé 135 ans. Le nombre des centenaires qui avaient passé cent dix ans, a été de cent onze. »

Voilà un relevé propre à satisfaire la curiosité comme un bel arbre sans fruit, car le nombre des vieillards n'étant pas comparé à la population de chaque commune ou au moins de chaque diocèse, ne fait pas connaître la localité la plus salubre, qui pourrait être un des diocèses où il y a eu le moins de vieillards, s'il n'a que la moindre population. La non-annotation des femmes centenaires laisse aussi désirer la connaissance de l'influence présumable des sexes et des occupations, et le relevé d'une seule année non comparé à celui de plusieurs autres, laisse également ignorer l'influence de la température, des épidémies telles que la grippe, le choléra, etc. Mais il n'est pas donné à tous les esprits de mettre l'utilité de partie avec la curiosité.

La table de Duvillard ne donne que 28 ans 3/4 pour la durée de la vie moyenne avant la révolution, et le bureau des longitudes a constaté que, depuis la révolution, la durée de la vie moyenne est de 32 ans 2 mois 5 ou 6 jours et s'est accrue par conséquent d'environ 3 ans par les bienfaits de la vaccine et de plus d'aisance dans les classes pauvres.

Les anciens tiraient des inductions sur la salubrité des eaux et des productions alimentaires des diverses contrées, par l'inspection des entrailles, surtout du foie et de la rate des animaux sacrifiés, et cette pratique propre à faire connaître les causes des épidémies et des épizoties donnait du crédit aux prédictions des aruspices sur les calamités incessantes ou imminentes et sur les moyens de les conjurer. Les prêtres chrétiens ne voyant dans l'inspection des entrailles d'animaux qu'une superstition ridicule, et mettant la colère et la punition divine en cause dans les malheurs populaires, les ont ensuite conjurés par les prières et des processions plus propres à répandre les miasmes morbifiques qu'à en arrêter les ravages et les progrès.

Chez les Romains, les édiles dont l'institution s'est perdue chez nous, en transportant quelques-unes de leurs attributions, telles que la propreté, la sûreté et la salubrité des villes, au ministère de la police, veillaient à la conduite d'eau salubre par la construction d'aqueducs qui font encore notre admiration, à l'ordre des constructions habitables, à la propreté par la conduite des immondices dans des égoûts, à la convenance et à l'éloignement des sépultures, et César les chargea aussi de la surveillance des magasins d'approvisionnemens dont la construction convenable était déjà dans leurs attributions.

Les boissons factices qui sont aussi des élémens d'hygiène, dont il est très-important pour la salubrité publique de surveiller la détérioration par la fraude ou la négligence, conduisent à un plus grand nombre d'abus que les alimens solides, parcequ'elles peuvent encore être prises avec sensualité sans soif, après avoir été frelatées, et passent vite par les urines, au lieu que ceux-ci sont repoussés par la satiété, et demandent une plus longue élaboration des organes de la digestion pour leur assimilation et leur expulsion. C'est sans doute d'après ces considérations que Mahomet, qui se flattait de connaître la médecine, a proscrit le vin comme boisson enivrante, à l'usage et à l'abus duquel les Turcs ont substitué celui de l'opium, tant l'homme est porté à émousser sa sensibilité, et à obscurcir sa raison par des boissons enivrantes ou des substanees narrotiques et stupéfiantes. Aussi savons-nous par l'histoire des Juifs que leurs patriarches abusaient déjà du vin, et que Noé entr'autres en buvait jusqu'à l'ivresse. Moïse nous apprend aussi dans le Lévitique, qu'outre le vin, les Hébreux faisaient usage d'autres liqueurs enivrantes, que les Septante ont désigné par le mot grec *Sikera*, dont la racine hébraïque signifie *enivrer*. C'était peut-être la même boisson que la bière, dont Hérodote attribue l'invention aux Égyptiens, et que les Grecs désignaient sous les trois dénominations de *Bryton*, *Zythos* et *Oinos Krithinos*, (vin d'orge), et les Latins sous celles de *Zythum* et de *Cerevisia*, dont dérivent nos anciens termes *Cervoise*, *Cervoisier et Cervisier*. Il faut conclure de ces faits historiques, que l'homme a éprouvé, dès la plus haute antiquité, le besoin d'une boisson spiritueuse ou stimulante, pour remonter les ressorts de l'excitation vitale, après les fatigues et l'épuisement de l'activité, et que l'hygiène est seulement appelée à en régler l'usage et non à le proscrire.

L'école de Salerne, fondée en 802 par Charlemagne, est la première université chrétienne où l'on ait enseigné la médecine. N'ayant d'abord présenté qu'une réunion de chrétiens la plupart moines, qui avaient étudié chez les Arabes, cette école s'est toujours ressentie de son origine et n'a rien ajouté d'important à la doctrine des Grecs ; la seule production qui en rappelle aujourd'hui la mémoire, est le livre qu'elle publia en 1100 sous ce titre : *De sanitate tuendâ*, c'est-à-dire *De la conservation de la santé*, où se trouvent des préceptes d'hygiène en vers léonins, dont le milieu rime avec la fin, tel que celui-ci :

Pone gulæ metas, et erit tibi longior ætas.

C'est-à-dire : Mets à ton appétit un frein,
Et ton corps restera plus sain.

Ce livre fut dédié à Robert, duc de Normandie, qui, à son retour des croisades, s'arrêta en Italie pour consulter les médecins de cette école, et se faire guérir d'une plaie qu'il avait au bras.

L'exemple de Louis Cornaro de Venise, mort à Padoue en 1565, âgé de plus de cent ans, ayant eu un grand retentissement dans le monde, donna lieu à la publication de quelques écrits sur le régime diététique, et suffirait pour démontrer les avantages du régime à ceux qui ne pourraient s'en convaincre par leur propre expérience. Il était accablé, vers l'âge de 35 à 40 ans, de douleurs d'estomac et de reins avec des coliques, des atteintes de goutte et une soif continuelle, accompagnée de fièvre; infirmités d'autant plus alarmantes qu'elles résistaient à l'usage des médicamens. Ses médecins lui ayant déclaré qu'il ne lui restait d'autre ressource que celle d'un régime sobre et régulier, dont ses habitudes l'avaient beaucoup éloigné, il s'y soumit, et, en ayant bientôt éprouvé l'utilité, il réduisit la quantité de nourriture qu'il prenait chaque jour à douze onces d'alimens solides, consistant en pain, œufs, viandes, poisson, etc., et à quatorze onces de vin. Il sentit par-là renaître en lui les forces du corps et de l'esprit avec la gaîté qui accompagne la santé, tant il y a de différence entre la mesure des besoins et les exigences de la sensualité et du plaisir. Il avait passé l'âge de 80 ans, quand il écrivit ses quatre livres sur les avantages de la sobriété, où il rend compte de sa manière de vivre, de sa santé et des épreuves fâcheuses qu'il eut à soutenir dans des procès, sans que son bien-être physique en fût dérangé. Une chose digne de remarque, en ce qu'elle prouverait les effets d'une longue habitude, c'est que s'étant laissé persuader à l'âge de 78 ans, d'ajouter à la ration ordinaire de chaque jour, deux onces de nourriture solide et autant de liquide, il éprouva bientôt un retour des mêmes infirmités qu'il avait eues, et ne s'en guérit qu'en revenant à la première mesure.

Si ce dérangement n'avait d'autre cause que cette

légère augmentation de nourriture, ce qu'il est permis de révoquer en doute d'après de nombreuses observations, il faudrait en conclure que Cornaro vivait aussi dans une imperturbable mesure de fatigue et un travail égal et uniforme, car la variété des occupations et leur durée, fait varier les besoins que le repos diminue, outre qu'en été on mange moins et on boit plus qu'en hiver où l'inverse a lieu. Il faut donc supposer une grande égalité de besoin, et par conséquent de travail, pour croire que l'augmentation ou la diminution d'une once de nourriture solide et d'autant de boisson à chaque repas puissent nuire à ce point, vu surtout que les variations des conditions atmosphériques ont aussi une influence très-marquée sur la faim, la soif, les digestions, le sommeil et les pertes du corps par la transpiration insensible. Aussi Hippocrate, dans ses préceptes d'hygiène, veut-il que l'on fasse de temps eu temps diversion à ses habitudes pour n'en être pas esclave, et ce n'est point avec une balance et une montre en mains que l'on obtiendrait du régime diététique les avantages que Cornaro paraît en avoir éprouvés, fut-on assez riche et assez indépendant pour n'avoir rien à faire qu'à soigner sa santé. Je ne sache point qu'aucun de ceux qui ont admiré et proposé à l'admiration et à l'imitation des autres, l'exemple de Cornaro, ait fait sur son invariable mesure d'alimens, les mêmes reflexions que moi, qui suis loin toutefois de vouloir infirmer la valeur de son exemple et celle de la diète pour le triomphe des maladies qui résistent à l'usage des médicamens. Mes réflexions ont seulement pour but de démontrer, qu'une imitation servile de son exemple serait en désaccord avec les indications et les exigences de la nature, et qu'elle est même impossible à la rigueur, pour la plupart des hommes dont beaucoup font mal en voulant trop bien faire.

Le jésuite Léonard Lessius qui vivait sur la fin du XVIe siècle, avant la mort de Cornaro, frappé d'admiration pour son exemple, a publié un livre sur l'hygiène (*hygiasticon*), où il donne la liste des hommes connus que la sobriété a fait vivre au-delà du terme ordinaire de la vie humaine.

Thomas philologue de Ravenne, avait déjà publié, sur le même sujet, à Venise, en 1553, un traité *De vitâ ultra annos* 120 *propagundâ*, dans lequel il cite un temps où l'on rencontrait en public à Venise plusieurs centenaires vénérables, dont le nombre a faibli depuis par le défaut de sobriété, et, selon Mackensie, il serait le premier qui eût écrit contre l'établissement des cimetières dans les villes.

Jérôme Cardan, le plus original et peut-être le plus érudit des médecins de son temps, émerveillé des heureux résultats du régime de Cornaro, en fit la base de quatre livres qu'il a écrit pour la conservation de la santé, (*Opus novum*, etc.) et en prit occasion de censurer Galien, sous prétexte qu'il n'avait vécu que 77 ans, ne se doutant pas que lui Cardan, né à Milan en 1501, vivrait moins, car il mourut en 1576.

On a aussi de Pierre Gonthier de Roanne, un traité d'hygiène intitulé : *Exercitationes hygiasticæ*, etc., publié à Lyon en 1552, et rempli de bonnes choses. On doit également à Nonius ou Nunnez Olivarès un très-bon traité, publié en 1645, sous ce titre : *Dieteticon sive de re cibariâ.* De célèbres médecins ont plus tard encore publié des traités estimés sur le même sujet, parmi lesquels se distinguent principalement l'ouvrage de James Mackensie intitulé : *History of health and the Art of preserving it, ou Histoire de la santé et l'art de la conserver*, dont une seconde édition a été publiée en 1759, à Édimbourg ; de même que celui de Sainclair, intitulé : *Code of health and longevity*, c'est-à-dire, *code de la santé et de la longévité ;* et celui de Huteland sur *l'art de prolonger la vie* ou *Die kunst das leben zuverlaengern, etc.* Tous ces savans médecins ont prêché les préceptes qui nous ont été transmis par Hippocrate, parce qu'ils sont le fruit d'une raison supérieure, éclairée par l'observation et l'expérience, et qu'ils ont supporté l'épreuve de plus de vingt siècles, en restant en honneur jusqu'à nos jours chez tous les médecins les plus distingués.

Ceux qui se sont écartés de la doctrine d'Hippocrate et de Galien sur le régime diététique par des infractions notables, en se croyant appelés par les illusions et la suffisance de l'amour propre, à refaire l'ouvrage progressif des siècles, ont été obligé de revenir sur leur pas, pour ne point réaliser, par leur témérité, la fable du sort d'Icare, qu'un vol trop audacieux fit honteusement retomber au point de son départ. C'est ce qui est arrivé de nos jours à une nouvelle école qui, fondée sur la conversion de presque toutes les maladies, même chroniques, en inflammations, a tenté de ressusciter le rêve de Porphyre, en proscrivant la diète animale et en portant l'abstinence à ses dernières limites, pour le traitement des gastrites que la rigueur du régime perpétuait indéfiniment, quand il ne les produisait pas. Mais laissons en paix la doctrine agonisante de l'exténuation antiphlogistique, qui s'est perdue par ses excès, et n'a pas sauvé le général Foy, Casimir Perrier ni plusieurs autres célébrités de notre époque. Ce qu'il importe de savoir, c'est que la médecine ne peut se systématiser au gré de l'imagination, et qu'il faut que tous ses préceptes aient la sanction de l'expérience, éclairée par un jugement droit qui fasse la part et le départ de toutes les influences qui agissent sur le corps animal, en interprétant même les phénomènes observés sur l'homme par leurs semblables dans les autres animaux. L'imagination poétique qui brillante les phénomènes de la nature, est un guide trompeur et dangereux dans les sciences exactes.

L'on ne peut disconvenir d'ailleurs, que le domaine de la médecine n'ait considérablement grandi depuis Hippocrate, non par des systèmes élevés sur les ruines de sa doctrine qui subsiste, mais par des découvertes successives que l'esprit d'observation et de recherches a surpris aux progrès du temps. La médecine doit surtout des connaissances précieuses à Sanctorius, né à Capo d'Istria en 1561, qui conçut et exécuta avec autant de génie que de patience, une suite d'expériences qui lui fit découvrir la mesure des pertes que fait le corps par la transpiration insensible, et ce qui paraît surprenant, il trouva, par exemple, que, si l'on prend huit livres d'alimens tant solides que liquides, il s'en dissipe environ cinq par exhalation, y compris les pertes de la rénovation, inséparables de celles de l'alimentation. Il pesait tout ce qui entrait dans son corps, alimens et boissons, et tout ce qui en sortait d'une manière sensible, et se plaçant lui-même sur une balance faite exprès, il parvint à déterminer le poids et la quantité de ce qui était emporté par la transpiration insensible, qu'il mesura aussi dans ses rapports avec la qualité des alimens qui l'augmentent ou la diminuent, et dans les variations relatives à l'état du corps, modifié par l'âge, l'exercice, le repos, le sommeil, la réplétion, le jeûne, les mutations atmosphériques et les sensations de bien-être ou du malaise, de légèreté ou de pesanteur qui nous affectent dans les diverses circonstances de la vie. Les observations de Sanctorius ont servi aux perfectionnemens introduits dans l'hygiène par plusieurs savans dont la gloire n'a pas plus éclipsé la sienne, dit le savant Hallé, (*art. hygiène du dict. des sciences méd. p.* 589), que les travaux des médecins anciens et modernes n'ont fait oublier les ouvrages d'Hippocrate.

Quand Sanctorius fit ses belles expériences, Hervey n'avait point encore démontré la circulation du sang, ni Toricelli la pesanteur de l'air, ni Pascal la progression décroissante de cette pesanteur proportionnée à l'accroissement de la hauteur ; l'on ne connaissait pas le baromètre pour marquer les variations de la pesanteur de l'air atmosphérique, ni l'eudiomètre pour en apprécier la salubrité, ni l'hygromètre pour en connaître l'humidité, ni le thermomètre pour en mesurer les différens degrés de chaleur ; la chimie n'avait pas reçu l'impulsion progressive que lui ont imprimée Lavoisier, Fourcroy, Vauquelin, Thenard, Braconnot, Berzelius, etc., à laquelle nous devons entr'autres découvertes précieuses, la connaissance des divers gaz qui entrent dans la composition de l'air atmosphérique et le rendent plus ou moins respirable ; l'analyse des eaux minérales, des substances alimentaires et médicales n'existait pas ou manquait de précision ; les progrès du commerce n'avaient pas enrichi la matière médicale et la pharmacie d'un aussi grand nombre de moyens de guérison, ni l'hygiène d'une aussi grande variété de substances alimentaires ; l'invention du télescope par Galilée, les découvertes de la gravitation des corps vers le centre de la terre par Newton, des vaisseaux lactées par Asellius, des vaisseaux lymphatiques par Rudbeck, Bartholini et autres, du fluide nerveux par Clisson, des injections anatomiques par Ruysch, de l'anatomie pathologique par Morgagni, de l'anatomie des diverses parties du corps de l'homme comparée à celles des autres animaux commencée par Perrault et si perfectionné de nos jours par les travaux de Cuvier, Gall, Geoffroy-St.-Hilaire, etc.; toutes ces découvertes et plusieurs autres dues à la médecine, à la physique et à la chimie ne venaient pas anciennement au secours de l'art de guérir. Lady Wortley Montaigu n'avait pas encore appelé, par son exemple, à mitiger chez nous la petite-vérole par l'inoculation opportune, ni Jenner à la prévenir par l'insertion du vaccin sous l'épiderme. Les expériences de Spallanzani sur les propriétés digestives du suc gastrique, ni celles de Le Sage sur l'action dissolvante du gaz hydrogène, n'avaient pas encore provoqué les nombreuses recherches faites depuis, par M. Magendie et par plusieurs autres savans médecins sur le principe et les agens de la digestion que l'on faisait dépendre de causes imaginaires. J.-J. Rousseau n'avait pas non plus par son éloquence fait triompher les efforts de Locke, de Winslow et de plusieurs autres médecins, de l'obstination des mères à garrotter tous leurs enfans par le maillot, et à déformer la taille de leurs filles et à leur préparer des maladies, en les étreignant dans des corps de baleine, pour venir au secours de la nature, qu'elles contrariaient par-là, dans sa tendance aux formes normales, faute de la connaître. Dupuytren, MM. Thénard et Gosse de Genève, venus ensuite, ont montré par leurs expériences, à quel point l'air respirable peut être infecté par de petites proportions de gaz hydrogène sulfuré ou d'acide hydro-sulfurique, qu'aucun moyen eudiométrique ne rend appréciables, et ont donné plus de certitude aux moyens de remédier aux dangers de l'opération du curage et des vidanges, aux influences desquels le docteur Gosse a eu le courage de s'exposer lui-même ainsi qu'à celles des métaux sur la respiration, en faveur des ouvriers qui les travaillent, afin de s'assurer par lui-même de l'efficacité des moyens d'y remédier qu'il propose. A leurs expériences sont venues se joindre celles de M. Gaston qui a fait voir que les proportions respectives auxquelles on attribue la salubrité de l'air, ne répondent pas aux caractères que présente l'atmosphère des marais et que ces caractères échappent à l'eudiométrie. Ajoutons que l'on doit à M. Orfila, une connaissance plus exacte des poisons et des moyens d'en neutraliser les effets, et que ses travaux de même que ceux de MM. Magendie, Berzelius, Gay-Lussac, Braconnot, d'Arcet, etc., ont puissamment concouru aux perfectionnemens de la physiologie et de l'hygiène par leurs expériences appliquées aux substances végétales et animales et à leurs transformations. Les docteurs Paulet, de Fontainebleau, et Roque, de Paris, ont aussi enrichi la médecine de nouvelles et très-utiles connaissances sur les champignons dont l'usage indiscret dans l'hygiène est si dangereux. A tant de recherches hygiéniques, le docteur Parent-Duchatelet en a joint de très-utiles qu'il a consignées dans son *Essai sur les cloaques ou égoûts de la ville de Paris, envisagés sous le rapport de l'hygiène publique, etc.*

Telles sont les principales acquisitions de la physique et de la médecine faites depuis Sanctorius en faveur de l'hygiène générale, à part des découvertes d'application spéciale et journalière dont l'énumération et le détail demanderaient un gros volume, et ne pourraient par conséquent entrer dans un cadre aussi resserré que celui-ci. Elles ont toutes plus ou moins contribué à la perfectionner, sans infirmer les principes généraux sur lesquels Hippocrate l'avait fondée. En s'attachant aux particularités et aux détails, on aurait à considérer l'hygiène propre à chaque état, à chaque profession, à chaque métier, à chaque âge, à chaque sexe et à chaque genre de vie qui se distinguerait par des différences d'habitude. On aurait également à s'occuper d'une hygiène géographique qui consisterait à examiner l'influence des localités et des climats sur la longévité de l'homme, de même que sur la génération et la curation des maladies, ainsi qu'à déterminer le régime prophylactique qui en prévient le développement. Ce dernier point est assez important pour devenir l'objet d'un concours très-utile à diverses contrées de l'Europe, où la culture du riz est prohibée à cause de ses dangers pour la santé de l'homme, tandis qu'au rapport de l'abbé Voisin qui a résidé huit ans comme missionnaire en Chine, la culture du riz ne produit point d'effet nuisible sur ceux qui s'en occupent dans ce pays, lesquels prennent du thé dès le matin, dans l'intervalle de leurs repas et à leurs repas avec un peu de vin dans ce dernier cas, fumant dans la journée et se lavant le corps avec de l'eau bien chaude, en quittant l'ouvrage pour se livrer au repos. (*Journal des connaissances médico-chirurgicales, etc., de juillet* 1837, *p.* 45.) Il y a aussi une hygiène des saisons pour une seule et même localité, et on pourrait dire qu'il y en a une des vents et de la température journalière, tant les variations atmosphériques impressionnent fortement l'économie animale. Mais il ne pouvait être question ici que de considérations générales, et les particularités doivent y rester étrangères.

FIN.

MIRECOURT, IMPRIMERIE ET LITHOGRAPHIE DE HUMBERT.

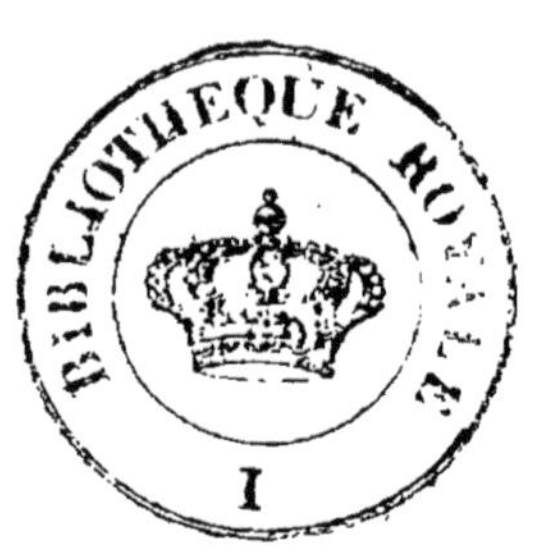
BIBLIOTHEQUE ROYALE
I

www.ingramcontent.com/pod-product-compliance
Ingram Content Group UK Ltd.
Pitfield, Milton Keynes, MK11 3LW, UK
UKHW022131190726
13855UKWH00003B/1099

9 782012 991095